生体の小窓

病態と生命

医学博士
今泉忠芳
IMAIZUMI Tadayoshi

文芸社

もくじ

I

Ⅱ

Ⅲ

I

肺と胃の相関

□ 肺結核からガストリンへ
□ 胃潰瘍と十二指腸潰瘍

肺結核からガストリンへ

東京慈恵会医科大学附属第三病院内科（堀口正晴教授）（昭和56年）の頃、堀口教授に結核病棟の病棟医長を命ぜられた。

そのため肺結核の症例をいろいろ観察することになった。結核にかかって入院してくる人たちは、胃切除を受けている人が多いのではないかという感じを受けた。

その後富士市立中央病院で、結核病棟を担当するようになった。症例の中に胃潰瘍を合併している例があり、たまたまその例を含めて数例についてガストリンを測定してみた。すると胃潰瘍と関係のない例に、ガストリンがかなり高値を示す例がみられた。経過をみていると、ガストリンの高い例は胸部X線写真の改善が良好のようにみえた。もしかしたら、ガストリンは肺に働いているのではないか。

最近、肺小細胞癌がガストリン・リリーシング・ペプチドGRPを、産生分泌しているという報告が出てきた。GRPの前駆体、プロGRPのキットが作成された。プロGRPは肺小細胞癌で高値を示し、マーカーとしての有用性が考えられるようになった。

癌において顕著に産生分泌されるGRPは、潜在的に癌以外の肺でも少量産生されているのではないか、と想像される。その意味は、ガストリンは肺の「再生因子」であると仮定すれば、肺は自分のためにGRPを出して、胃にガストリンを出させるということになる。

広く呼吸器疾患についてガストリンを観察すると、ガストリンの上昇している例と低下している例の二つに分けることができる。気管支喘息や肺線維症の一部では、ガストリンの上昇している例が多い。

一方、肺気腫と肺線維症の一部や肺炎の初期では、ガストリンは低下している。肺気腫の成因の一つとして、「肺増殖因子」ガストリンの低下が挙げられるかもしれない。

Imaizumi T:Gastrin elevation in pulmonary tuberculosis. Jikei J Chest Dis 11-1, 5-8, 1999 (in Japanese).

胃潰瘍と十二指腸潰瘍

「どうしてある人は胃潰瘍になり、ある人は十二指腸潰瘍になるのですか」

学会のポスター展示演題〈十二指腸潰瘍瘢痕例における陳旧性肺結核陰影頻度の減少〉で廻ってきた座長に逆に質問してみた。はっきりとした答えはもらえなかった。誰に聞いても答えられない質問であろう。

胃潰瘍と十二指腸潰瘍はよく似た疾患である。診療において同じ手続きがとられる。内視鏡の診断手技、そして治療方法も同じである。Helicobactor pylori の関与も似ている。潰瘍の場所が異なる。胃であるか、十二指腸であるかである。類似した疾患であるにもかかわらず、呼吸器疾患（肺疾患）との関連でみると大きな相違がみられる。

例えば肺気腫例の既往歴をみると胃潰瘍が多く、十二指腸潰瘍はほとんどない。肺結核例でも同様である。胃潰瘍が多い。

十二指腸潰瘍が少ない傾向をアピールした演題が前記演題である。原発性肺癌例についても同じ傾向がみられる。「十二指腸潰瘍例に肺癌なし」というキャッチフレーズを作りたいくらいである。原発性肺癌例の胃潰瘍既往歴は肺癌発見時の十年以内が多い。年配になってから罹患する胃潰瘍には要注意である。

十二指腸潰瘍瘢痕頻度は比較的若年にみられ、加齢とともに横這いとなる。中年以後の十二指腸潰瘍は女性が多い。胃潰瘍瘢痕頻度は若年から加齢とともに増加してくる。胃潰瘍の人と十二指腸潰瘍の人との相違はどこにあるのだろうか。次のように考えてみる。

潰瘍を発生する条件が生体に生じた時、胃の「上等な」人は十二指腸潰瘍になり、胃が「上等ではない」人は胃潰瘍になる。胃と肺には臓器相関があって、胃が「上等な」人は肺も「上等で」ある。胃が「上等ではない」人は肺も「上等ではない」。

胃は肺に対して肺に働くある液性因子を放出している。肺は胃に対してその液性因子を放出させる因子を分泌している。その液性因子の一つはガストリンが候補である。肺結核の治療をしながらガストリンをみていると、ガストリン高値例は肺結核がきれいに治癒する。ガストリン低値例では治癒が遷延する。

Imaizumi T:Incidence of old pulmonary tuberculosis shadow in chest X-P-high in gastric ulcer and low in duodenal ulcer. Jikei J Chest Dis 15-2, 24-27, 2004.

16 Imaizumi T:Decreased incidences of primary lung carcinoma in cases with past history of duodenal ulcer. Jikei J Chest Dis 16-1, 10-12, 2004.

自然気胸の自然史

- □ 自然気胸ブラの自然史
- □ 自然気胸　自然の実験 その一
- □ 自然気胸　自然の実験 その二

自然気胸ブラの自然史

日常健康な若いやせ型の男性が急に胸痛を訴えて来院することがある。自然気胸である。自然気胸の不思議はその原因となるブラである。肺の最上部に、肺に付いた石鹸の泡のように見えるのが自然気胸ブラである。どうしてこの決まった場所に肺外にブラが生じるのであろうか。

切除されたブラを含む肺の病理組織をみてみる。肺尖部に気腫性変化が生じており、この気腫部分を区切る限界膜が作られている。限界膜は肺胞隔壁が集積して出来てくる。限界膜が形成されるとこれが肺外に膨出してくる。自然気胸ブラである。このブラは被膜が漸次薄くなり、やがて破れて消失する。限界膜とブラの間の空気の通路が完全に遮断される前にブラに破綻が生ずると肺内の空気が漏出してしまう。自然気胸である。

このようにしてみると自然気胸ブラは、肺尖部に生じた気腫部分を肺外に捨てるという生体の修覆反応ではないかと思われる。

次になぜ肺尖部に気腫が生ずるのかということである。これには二つの要因がある。物理的、構造的要因と生化学的要因である。

物理的、構造的要因とは肺の呼吸運動において、常に肺底部より肺尖部における圧が高い。そして圧という物理的力が働く時には肺の形状において肺尖部に最も力が働く。丸い形よりも細長い形において力が働きやすい。

生化学的要因とは生体膜の安定化に関与するいくつかの因子の低下である。生体膜の素材となる血清燐脂質やこれに関与する酵素L‐CAT活性はやや低下している。生体膜の単位体積あたりの総面積は、肥《ふと》った人とやせた人とを比べるとやせた人の方が大きい。維持するべき生体膜の面積が大きい上に生体膜の素材の不足やその代謝が低下している時、肺尖部の気腫化となって現れることになる。この気腫化が自然気胸ブラである。ブラの破綻の時、限界膜が未完成であれば自然気胸という疾患となる。

肺尖部の気腫化→ブラとなって肺外に膨出→消滅という一連の生体反応を「自然気胸ブラの自然史」と呼ぶことにする。

Imaizumi T:Biochemistry of spontaneous pneumothorax. Jikei J Chest Dis 14-4, 30-33, 2002 (in Japanese).

自然気胸　自然の実験 その一

「ＬＤＨが少し低いのではないか」

自然気胸入院例の入院時一般検査の生化学の伝票を見ていた。そこで他の自然気胸例を何例か調べてみることにした。血清ＬＤＨの低値がみられるように思われた。

気胸の程度の少ないⅠ°では270mu/ml、肺が半分ほど虚脱したⅡ°では233mu/ml、片肺の完全虚脱のⅢ°では214mu/ml、対照では262mu/mlという数値がみられた。気胸の程度が小さければ変化がないが、半分以上虚脱するとＬＤＨが48mu/ml低下したことになる。

血清ＬＤＨは全身の臓器、組織から供給されたものの総和としてみると、片肺の供給分が「気胸肺虚脱低下分48mu/ml」に相当すると考えてみる。血清ＬＤＨにおける両肺からの供給分はＬＤＨ値の36・6％を占めることになる（23ページ「自然気胸と血清ＬＤＨ」の図参照）。

次に、気胸例の低下したＬＤＨのアイソザイムをとってみる。アイソザイムでは

ＬＤＨ^{3}の低下がみられ、ＬＤＨ^{1}の増加がみられた。肺のＬＤＨ組成はＬＤＨ^{3}が優位であるから、肺の供給分が減少すればＬＤＨ^{3}の低下となってみられるのであろう。

心筋梗塞ではＬＤＨが上昇しＬＤＨ^{1}の増加がみられる。これは心筋から逸脱したＬＤＨが加わったものとされている。このような場合を「足し算」のＬＤＨと呼ぶことにする。

気胸の場合はＬＤＨが低下し、見かけ上ＬＤＨ^{1}の優位となってみられる。このような場合を「引き算」のＬＤＨと呼ぶことにする。

自然気胸例のＬＤＨの観察から、思いがけなく血液が肺を灌流している間に、36・6％のＬＤＨが供給される。これは、実験して測定することではない。自然に起きた現象をみているだけである。「自然気胸－自然の実験」と呼ぶ。肺が膨らんで気胸が治癒したところでは、低下したＬＤＨも、もとの「正常値」に戻るのである。

Imaizumi T:Biochemistry of spontaneous pneumothorax. Jikei J Chest Dis 14-4, 30-33, 2002 (in Japanese).

図1　自然気胸の自然史

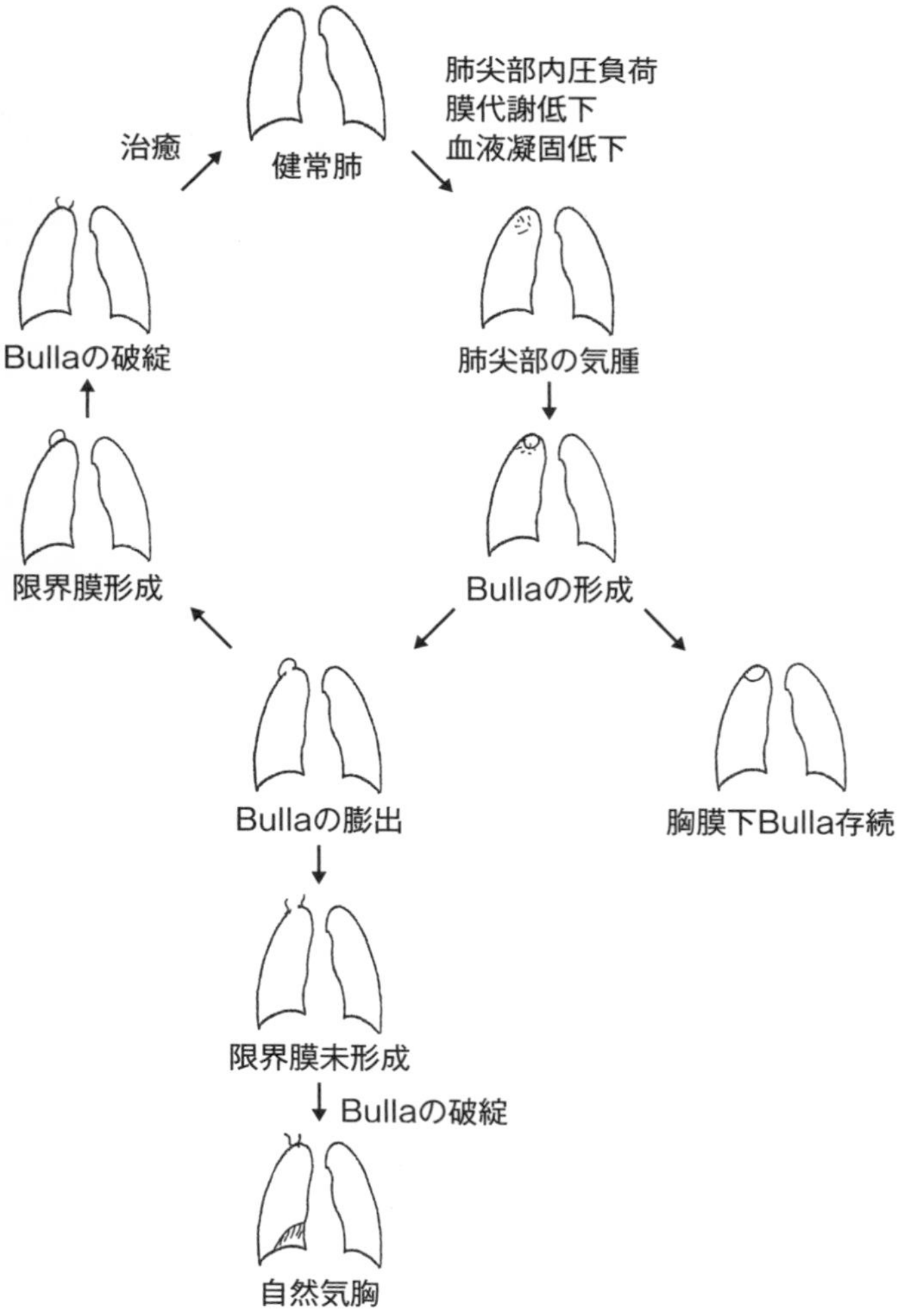
健常肺
肺尖部内圧負荷
膜代謝低下
血液凝固低下
肺尖部の気腫
Bullaの形成
胸膜下Bulla存続
Bullaの膨出
限界膜未形成
Bullaの破綻
自然気胸
限界膜形成
Bullaの破綻
治癒

図2 自然気胸と血清LDH

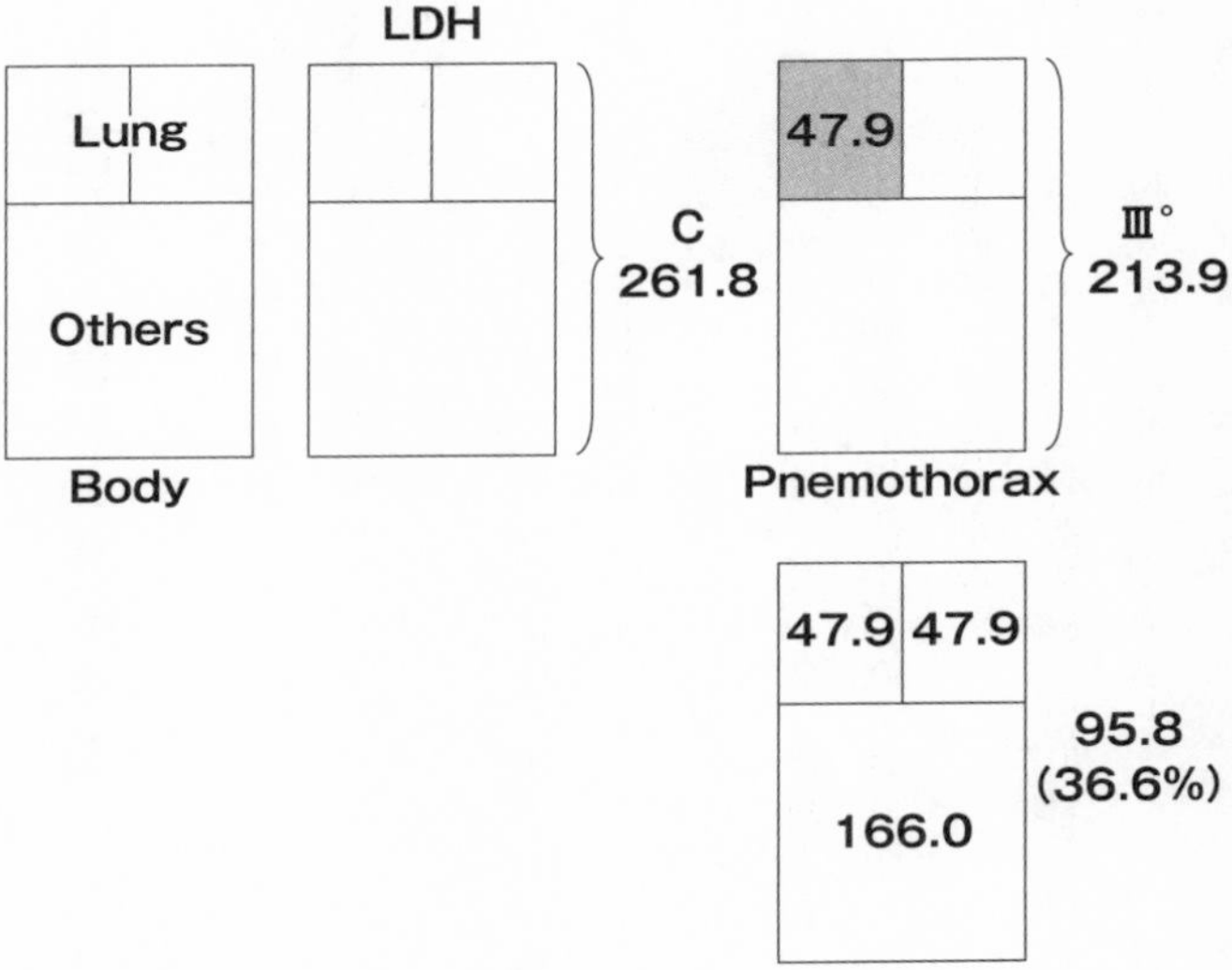

血清LDH

自然気胸発生時	213.9
自然気胸治癒時	261.8
一側肺の消失分 (261.8−213.9)	47.9
両側肺の分 (47.9×2)	95.8
肺外の分 (216.8−95.8)	166.0
肺の分の% $\left(\frac{95.8}{261.8}\times 100\right)$	36.6

血清LDHの36.6%が肺由来LDHとなる。

自然気胸　自然の実験 その二

自然気胸例が外科に入院すると、外科では入院時の定時検査で凝固能検査が行われる。トロンボテストTT、プロトロンビン時間PT、ヘパプラスチンテストHPTなどがその項目にみられる。

自然気胸入院時はほぼ気胸の発症時である。それらの検査の中で、TT、HPTが低下している。PTの変化は少ない。

HPTの凝固因子には第Ⅱ因子、第Ⅶ因子、第Ⅹ因子がある。気胸発症時、第Ⅹ因子の低下がみられるが、第Ⅱ因子、第Ⅶ因子の変化は少ない。HPTの低下は第Ⅹ因子低下の反映とみられる。気胸発症以後の経過でHPT、第Ⅹ因子は上昇がみられる。第Ⅶ因子も上昇する。第Ⅱ因子には変化がない。

このようにみてくると、自然気胸には肝機能の一面が関わっていることがわかる。自然気胸には生体膜成分の代謝低下があるとすると、凝固能は生体膜成分の代謝に関与しその強化に働いていることになる。

凝固能という働きは、出血というような危機に際して顕著に観察されるが、外から何もみえない中で、常時生体膜に関わる生理的な働きをしていることが推測される。自然気胸という「自然の実験」を通してみられたことである。

Imaizumi T:Blood coagulation tests in patients with spontaneous pneumothorax. Jikei J Chest Dis 14-3, 22-26, 2002.
Imaizumi T:Blood coagulation factor X in spontaneous pneumothorax. Jikei J Chest Dis 15-1, 2-4, 2003.

EBウイルス―多彩な病像

EBウイルス—多彩な病像

40℃を超す高熱が持続し、解熱剤にも抗生物質にも全く反応しない。止むを得ずソル・コーテフ 100 mgを隔日使用することにした。ステロイドの入った日のみ、一時的に解熱した。富士市立中央病院で結核病棟を担当していた時、この症例が入ってきた。両肺上野に広汎な結核性陰影がみられた。ウイルス混合感染を疑ってウイルス抗体を測定してみた。EB・VCA・IgMの上昇がみられた。

続いて「胸部X線陰影」の症例が入院してきた。喀痰のガフキーは何回行っても陰性であった。喀痰細胞診でクラスVが検出された。この症例についてもたまたま一緒にEBウイルス抗体が測定され、抗体の上昇がみられた。

そこで、原発性肺癌の数例についてEBウイルス抗体をみると、腺癌では上昇せず扁平上皮癌で上昇していることがわかった。結核病棟のクラスVの症例は、食道癌が肺に浸潤したものであることがわかった。そこで食道の疾患にもEBウイルスの関与が疑われ、果たしてそれら（食道癌、食道潰瘍）にEBウイルス抗体が上昇していることが発見された。

ＥＢウイルス急性感染症は病院の外来では、小児科（小児）と耳鼻科、内科（青年）に散見される。病状の現れ方は多彩で、小児では発熱型、リンパ節炎型、肝炎型、発疹型(Gianotti 症候群)、川崎病などに分けてみることができる。青年では扁桃炎（耳鼻科を受診することが多い）、リンパ節炎、伝染性単核症、急性肝炎（内科）としてみられる。中年以後発症するＥＢウイルス関連疾患として、ホジキン病、リンパ腫、上咽頭癌（中国南部に多い）、胃体上部癌、シーグレン症候群などが知られている（アフリカのバーキットリンパ腫は小児）。

これらの他に筆者の観察では、原発性肺癌（扁平上皮癌。肺癌組織よりＥＢウイルスＤＮＡ検出）、食道癌、食道潰瘍の他に肺線維症、橋本病も加わることになる。

高熱の症例は発熱も結核も軽快し退院の運びとなった。その他、肺結核の経過中、ＥＢウイルスＤＮＡがたまたま血中から検出された症例があった。この症例と高熱の症例は、その二年後胃癌を発症した。

Imaizumi T:Epstein-Barr (EB) virus related with pulmonary disease and various diseaese. Jikei J Chest Dis 22-1, 5–8, 2010.

EBウイルスと呼吸器疾患

Epstein-Barr（EB）ウイルスはほとんど幼少時期に感染し、多くは無症状で経過する。青年期に感染発病した場合は伝染性単核球症、急性肝炎の像をとる。無症状で経過するEBウイルスはB細胞のゲノムに潜伏している。これが中年以後再活性化することがある。そのような疾患として上咽頭癌、ある種の胃癌、Sjögren症候群、ある種のリンパ腫などが知られている（EBウイルス関連疾患）。

結核病棟を担当している時、四十八歳の男性で両上肺野に重篤なX線陰影を示す病巣の例が入院した。この例は40℃以上の高熱が続いていた。ウイルスの混合感染を疑い、ウイルス抗体を二、三検《しら》べてみた。EB・VCA・IgMの上昇がみられた。その後、肺結核数例についてEBウイルス抗体を検《しら》べてみると、約40％にEBウイルス抗体が上昇していることがわかった。

肺結核の病変の特徴は慢性炎症で浸出性変化と共に線維化がみられることである。肺の繊維化がEBウイルス抗体上昇と関連しているのではないかと考え、肺線維症について抗体を検べてみた。ほぼ100%ＥＢウイルス抗体の上昇がみられた。肺結核のＥＢウイルス抗体上昇は肺結核の治癒とともに正常化すると思われたが、肺線維症では病変の治癒はなく抗体は上昇するばかりであった。

肺癌について検べてみると、肺の扁平上皮癌にＥＢウイルス抗体が上昇していた。上咽頭癌が扁平上皮癌であり、肺癌においても類似のＥＢウイルス関連が推測された。気管支拡張症で検べると100%ＥＢウイルス抗体の上昇がみられた。気管支壁在リンパ節、所属リンパ節の活性化がＥＢウイルスの活性化を来し病変を修飾することが想像された。

肺結核におけるＥＢウイルスの活性化は肺の線維化の時の一過性のものと思われたが、肺線維症や肺癌では病因的な関与が推測された。気管支拡張症は両者の中間的な関与と思われた病変の修飾の度合いでどちらかに傾くことになる。

高熱を示した四十八歳の男性は隔日のステロイド投与で漸次改善し、治癒の形までもってくることができた。この例は二年後、胃癌を発症した。**ＥＢウイルスの病変臓器は唾液の及ぶ範囲**（肺を含めて）とみると理解しやすい。ＥＢウイルス関連胃癌は胃穹窿《きゅうりゅう》fundus部の胃癌である。

32 Imaizumi T:EB virus antibody elevation in pulmonary fibrosis. Jikei J Chest Dis 11-2,16-18, 1999.

特発性間質性肺炎―主役はウイルス

冬期はインフルエンザの季節である。毎年、インフルエンザの流行が予測され秋の終わり頃、予防接種が行われる。しかし、流行する年は流行がみられ予防接種を受けたにもかかわらずインフルエンザに罹患する人もみられている。

ウイルス感染症はインフルエンザにみるように急性感染症が顕著である。単純ヘルペスウイルスや帯状疱疹ウイルスは潜伏感染となっており、発症しないですむ人もいるが何らかのバランスの崩れで発症する場合のあることがみられている。

このような感染様式の他にもう一つのウイルスの姿がある。ＥＢウイルスは幼少時に感染し、多くは無症状で症状の出ることなくすむ人がほとんどであることは前述した。ＥＢウイルス感染時に一部の人は急性感染症を発症する。それは、幼児の発熱だったり青年の伝染性単核球症や咽頭炎だったりする。

無症状で経過する人のＢリンパ球のゲノムにＥＢウイルスのゲノムが入りこんでいる。ずっと症状のなかった人が、中、高年になって呼吸器の症状が出てきた時、その中に特発性間質性肺炎ＩＩＰ（肺線維症）がみられる。ＩＩＰ例の血清中のＥＢウイルス抗体は１００％上昇している。塵肺による肺線維症ではＥＢウイルス抗体の上昇はみられない。今回、このＩＩＰの一例の血中からＥＢウイルスＤＮＡが検出された。胃潰瘍のヘリコバクター・ピロリは胃潰瘍の主役であるが、数年前までは主役ではなかった。主役としてヘリコバクター・ピロリが登場した時の学会会場は超満員で、大勢が立ったまま聴講していた。

ＩＩＰにおけるＥＢウイルスは、まだ主役にはなっていないがやがて主役になるのではないかと思っている。血中にＥＢウイルスＤＮＡが検出されたということは、ウイルス血症を生じていること、肺においてそれが増殖していることが示唆される。成人病の慢性疾患としてみられているある疾患は、その背後にウイルスが主役を演じている場合のあることが推測される。

Imaizumi T:Epstein-Barr virus DNA detected from blood of a case with idiopathic interstitial pneumonia. Jikei J Chest Dis 12-4, 48-49, 1999 (in Japanese).

原発性肺癌とEBウイルス

七十三歳男性。胸部平面X－P上、右肺門に広汎な陰影がみられた。白血球数14300X、EBウイルス抗体EB・VCA・IgG 1280X、EB・VCA・IgM 10X。病理組織学的所見は扁平上皮癌であった。肺結核入院例で40℃以上の高熱の持続があり、ウイルスの混合感染かと思って二、三のウイルス抗体を測定したことがあった。その時のウイルス抗体ではEB・VCA・IgG、EB・VCA・IgMが上昇していた。肺結核にEBウイルスの混合感染が疑われた。

その後、肺結核では時としてEBウイルス抗体が上昇していることに気がついた。肺結核では局所の浸出性病変と共に線維化が同時にみられる。肺結核におけるEBウイルス抗体の上昇は、線維化と関係があるのではないかと思われた。

そこで特発性間質性肺炎IIPについてEBウイルス抗体をみると、全例、抗体価の上昇がみられた。このような観察をしているうちに、原発性肺癌の中にもEBウイルス抗体上昇例がみられることがあると思われた。原発性肺癌の中で扁平上皮癌では、70％にEB

ウイルス抗体の上昇がみられたが、腺癌では20％程度であった。扁平上皮癌においてEB・VCA・IgG抗体価上昇は病変の大きさと関係がみられた。抗体価上昇の高い例では、病変の大きさが大きかった。

そこで次に、原発性肺癌・扁平上皮癌について、外科的に切除された腫瘍からEBウイルスDNAの検出を試みた。PCRによりEBウイルスDNAを増幅し、検出を行った。EBウイルスDNA陽性の結果が得られた。アフリカのバーキットリンパ腫、中国南部の上咽頭癌、残胃または胃穹窿部に発生した胃癌などがEBウイルス関連腫瘍として知られている。前述の所見から、原発性肺癌、扁平上皮癌もEBウイルス関連腫瘍の一つに数えられてもよいと思われた。

EBウイルスは幼少時感染し多くは無症状で経過する。EBウイルスのゲノムはB細胞のゲノムに潜伏している。唾液腺、咽頭上皮にも持続しているといわれている。上咽頭癌は扁平上皮癌である。原発性肺癌もまた扁平上皮癌である。

幼少時に感染したEBウイルスが、中年以後、目を覚まして働き出し、それが原発性肺癌のような形においてみられることもあると思われた。

Imaizumi T:Epstein-Baru virus DNA in primary lung squamous cell carcinoma. Jikei J Chest Dis 8-10, 2003.

Imaizumi T:Epstein-Barr virus antibody elevation in primary lung carcinoma, squamous cell carcinoma. Jikei J Chest Dis 15-1, 17-18, 2003.

橋本病とEBウイルス

五十三歳女性。甲状腺腫を主訴として受診。甲状腺腫大度Ⅳ。検査結果では抗甲状腺抗体陽性。T_3、T_4の低下がみられ、橋本病と診断された。

橋本病、慢性甲状腺炎。

甲状腺実質へのリンパ球の広汎な浸潤がみられ、その結果として実質の広汎性甲状腺腫および進行性破壊と甲状腺機能低下を来す。リンパ球が活性化している病変には、時としてEBウイルスが働いていることがある。

橋本病についてEBウイルス抗体の検索を試みてみた。橋本病八例のうち五例にEBウイルス抗体の上昇がみられた。甲状腺腺腫・右葉または左葉が3×3㎝以上の例では抗体上昇、2×2㎝程度では上昇はみられなかった。

次に橋本病患者の末梢血からEBウイルスDNAの検出を試みた。二例について観察を行った。症例一は六十一歳女性、三十一歳発症、四十一歳より治療をはじめ、治療継続中。症例二は七十二歳女性、六十五歳発症、六十五歳より治療継続中。

方法としては末梢血を用い、PCR法によってEBウイルスDNAを増幅、検出を行った。症例一よりEBウイルスDNA陽性の結果が得られた。

橋本病においてEBウイルス抗体の上昇がみられ、また、橋本病の末梢血よりEBウイルスDNAが検出された。このことから、橋本病にはEBウイルスが関わっていることが示唆された。

EBウイルスは幼少時に感染し、ほとんどが無症状で経過するといわれている。幼少時の発熱性疾患、青年期の伝染性単核球症という疾患を引き起こすことがある。

EBウイルスの物語はそれだけにとどまらず、中年以後の慢性疾患に関わっていることがある。筆者の観察の中だけでも、原発性肺癌（扁平上皮癌）、間質性肺炎（肺線維症）、気管支拡張症、食道潰瘍、食道癌などにEBウイルスの関与がみられている。橋本病もその一つである。

五十三歳の女性は治療がはじめられた。甲状腺製剤（チラージン）の服用を続けることになった。治療をはじめて数年後には甲状腺腫は消失した。

図3

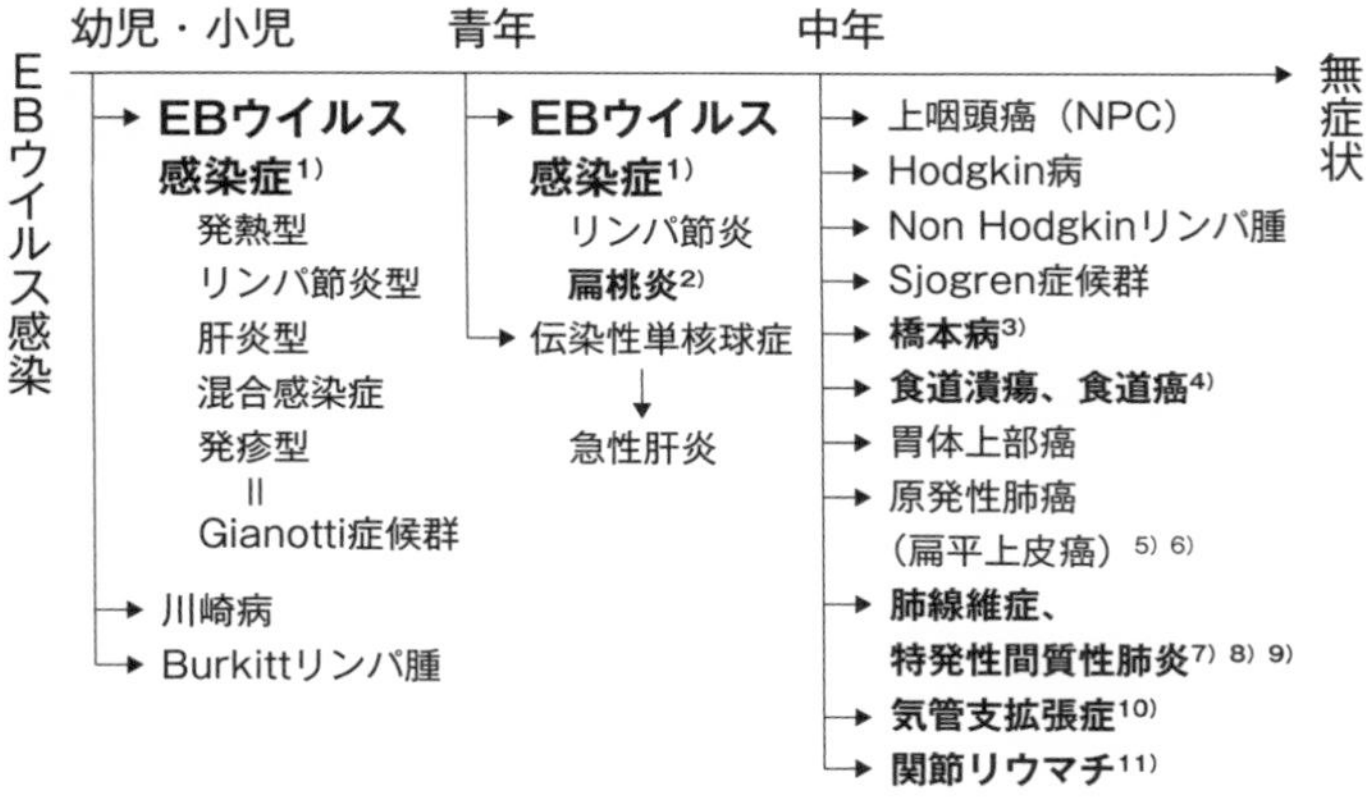

1）今泉忠芳他、EBウイルス感染症の観察、151回日本内科学会東海地方会、1990.
2）今泉忠芳、Epstein-Barr Virus（EBV）急性肝炎にみられた扁桃炎。第8回EBウイルス感染症研究会、1988.
3）今泉忠芳、甲状腺疾患におけるEBウイルス抗体、第90回日本内科学会講演会、1993.
4）今泉忠芳、食道疾患とEBウイルス抗体、第35回日本消化器病学会大会、1993.
5）Imaizumi T:Epstein-Barr Virus Antibody Elevation in Primary Lung Carcinoma, Squamous Cell Carcinoma. Jikei J Chest Dis 15-1, 17-18, 2003.
6）Imaizumi T:Epstein-Barr Virus DNA in Primary Lung Squamous Cell Carcinoma. 15-1, 8-10, 2003.
7）今泉忠芳、呼吸器疾患におけるEpstein-Barrウイルス抗体の上昇、Jikei J Chest Dis 11-3, 16-18, 1999.
8）今泉忠芳、肺線維症におけるEpstein-Barrウイルス抗体上昇、Jikei J Chest Dis 11-2, 16-18, 1999.
9）今泉忠芳、血中EBウイルスDNAの検出された特発性間質性肺炎、Jikei J Chest Dis 12-4, 48-49, 2000.
10）今泉忠芳、気管支拡張症におけるEpstein-Barrウイルス抗体の上昇、Jikei J Chest Dis 11-4, 59-61, 1999.
11）今泉忠芳、関節リウマチ例の血中よりEBウイルスDNAの検出、第119回成医会総会、2002.

図4

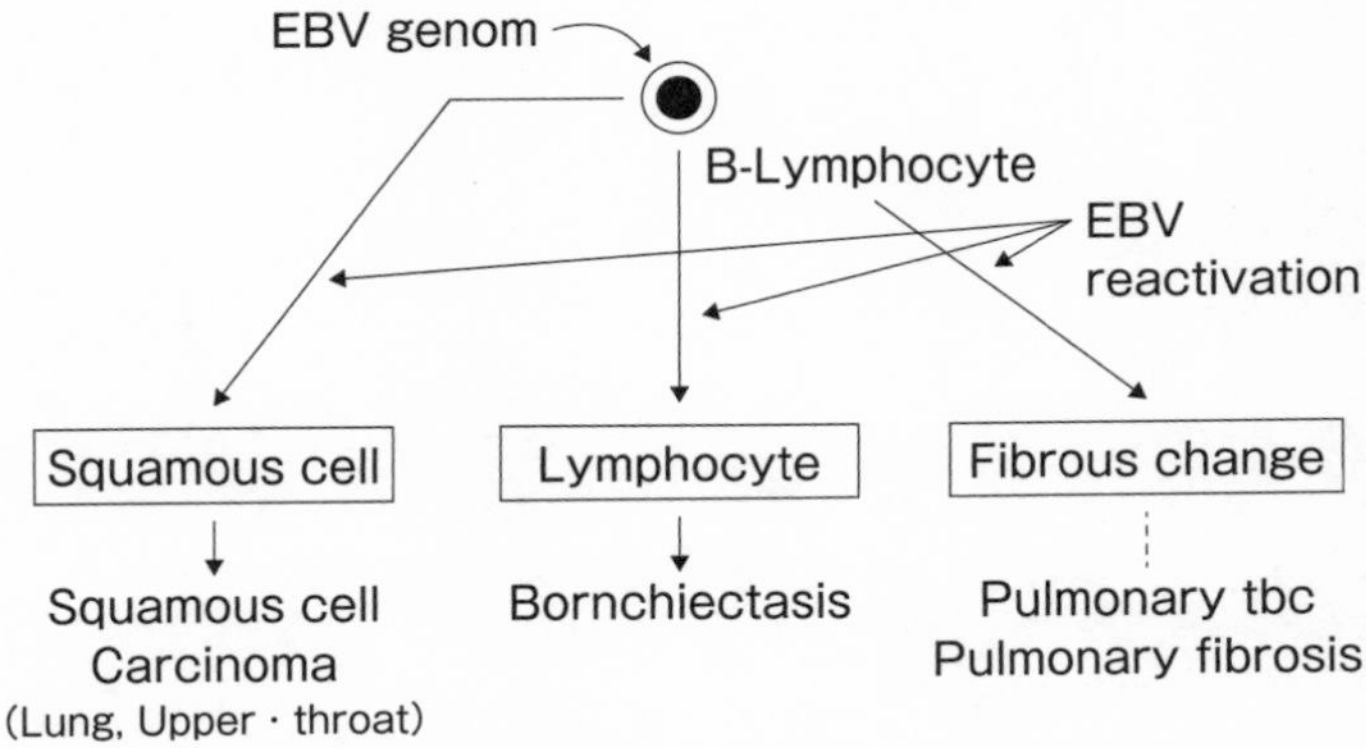

EB virus reactivation and EB virus related diseases pulmonary.

EBウイルス（Epstein-Barr Virus）

アフリカ原住民の低年齢層の下顎骨に初発するバーキット腫瘍Dennis PB（1958）に関連したウイルスとして発見された。

幼時に感染し、Bリンパ球ゲノムにウイルスゲノムが入り込み、多くの例は無症状で経過するが、ある疾患ではその原因になると考えられている。

アデノウイルス—意外な病像

□ 肺気腫とアデノウイルス
□ 肥満とウイルス

肺気腫とアデノウイルス

高年者で労作時息切れを訴える例の中に肺気腫がある。樽状胸郭を呈し、胸部X線写真上肺野の透過性増大、横隔膜低位などがみられる。肺気腫の原因として喫煙が挙げられているが、肺気腫になるのは喫煙者の10％程度である。

最近、肺気腫の原因にアデノウイルスが関わっているという報告が、みえはじめた(Hogg, 2000)。

昔、感染したアデノウイルスが肺の組織に潜伏していて、何らかの原因でそれが目を覚まし、そのために肺気腫という疾患が発症し、進行するという。

たまたま、肺気腫例の血液ガス検査をするため、採血したことがあった。検査のあと残った血液を材料としてアデノウイルスＤＮＡの検出を試みた。ＰＣＲによりアデノウイルスＤＮＡを増幅し、電気泳動にかけて検出するのである。その結果、アデノウイルスＤＮＡ陽性の結果が得られた。

肺気腫例の血中にはアデノウイルスのウイルス血症が生じていることが示唆された。肺気腫の肺においてアデノウイルスが増殖しそれが血中に入ってきているのであろう。アデノウイルスの肺組織における増殖が肺気腫の原因の一つになっていることが推測された。肺気腫例においては、血中だけではなく、尿中にもアデノウイルスＤＮＡが検出されることがみられた。採血しなくても尿でアデノウイルスの存在をとらえることができる。

中高年の成人病として、今日まで病因を考えることもなくみてきた疾患の中には、潜在していたウイルスの活性化が原因となっているものがありそうである。多くは無症状のまま経過してしまう潜在ウイルスが、何十年の後に目を覚ましたという場合である。

ウイルス感染症といえば、インフルエンザのような急性感染を人は思う。しかし、若年の頃、入り込んだウイルスが中高年になって目を覚ますという感染様式が肺気腫だけではなくいくつもあると思っている。

Hogg J:Chest 117, 282-285, 2000.
Imaizumi T:A case with lung emphysema detected adenovirus from blood. Jikei J Chest Dis 13-1, 2-3, 2001. (in Japanese).
Imaizumi T:A case with pulmonary emphysema detected adenovirus DNA from uirne. Jikei J Chest Dis 13-2, 34-35, 2001. (in Japanese).

肥満とアデノウイルス

肥った人が人間ドックを受診すると、ドックの医師に食事の制限や運動の励行を指示される。その翌年、体重がまたやや増加してドックを受診する。そしてドックの医師に叱られることになる。

肥っている人は簡単には体重は減らない。それは本人の意思が弱いからだろうか。肥満の原因として「単なる」生活習慣を考えることが多い。最近、レプチン抵抗性、β_3受容体賦活系、PPARγ調節系などの働きにも肥満の原因が求められるようになってきた。肥満を健常者の体重が増加したとする考え方もあるが、一つの疾患として考える場合のあることができないであろうか。

肥満には各種の原因があるとして、その中の一つにウイルスの慢性感染症があるとする仮説を立ててみよう。

アデノウイルスは咽頭粘膜に親和性がある。健常にみえる時にも局所に潜伏していることがあるとする。咽頭は脳の視床下部に比較的近い。潜伏しつつ視床下部に達するウイルスがあるかもしれない。アデノウイルスの慢性感染が起きていれば、ウイルス血症が生じているだろう。

そこで肥満例についてアデノウイルスを検索してみることにした。対象として肥満例六例（女性四例、男性二例）を用い、対象より末梢血を採取しPCR法により、アデノウイルスDNAを増幅し、その検出を試みた。

対象六例のうち三例（女性二例、男性一例）にアデノウイルスDNAが検出された。対象は肥満以外は「健常者」であるため、アデノウイルスDNAは肥満と関わりがあるものと考えた。アデノウイルスが視床下部のレプチン感受性領域に感染を生じていて、その感受性に異常を来していることも可能と思われた。本項ではアデノウイルスを標的にしてみたが、他の未知のウイルスがあるかもしれない。

肥満者の中には「単なる」生活習慣が原因ではない例もあると思われる。もしウイルス感染による肥満の場合が確立されたならば、肥満の治療はそのウイルス感染の治療からはじめられることになる。

Imaizumi T:Detection of adenovirus DNA from periferal blood of cases with obesity, Seiikai Soukai

120th Congress, 2003.

高齢者の病態生理

血小板と高齢者末期病態

―血小板の生理学―

末梢血赤血球の数値に、赤血球数、ヘマトクリット、平均赤血球容積などがあるように、血小板にも血小板数、血小板クリット、平均血小板容積MPVがある。

高齢者末期検査成績ではMPVが小さいのではないかと思われた。その病態としては肺炎が多かった。例数を増やしてゆくとMPVの大きな例もみられることがわかった。それらは心不全と思われた。

MPV（fl）7.4以下をsmall platelet、9.0以上をlarge plateletとして観察を行った。large plateletは心不全39.1%、肺炎11.8%、対照16.0%（P<0.05）。small plateletは肺炎58.8%、心不全8.7%、対照20%（P<0.001）。

MPVの平均では心不全8.5%、肺炎7.5%、対照8.0%で各グループの間に有意の差がみられた。血小板は標準の大きさになって流血中に出て、その機能を果たしているとする。血小板が小さいということは、血小板が過剰に消費されるため、多く造り出そうとしてその結果小さくなるとする。血小板が大きいということは血小板の消費が少なく、血小板が大きくなって出てくるものとする。体内環境に応じた血小板の姿であろうか。

血小板といえば、止血機構と結び付いており、文献を検索しても出血、止血に関する血小板の報告ばかりである。平常の末梢血には、生理的な数の血小板がみられる。出血、止血の時のためだけに血小板があるのだろうか。出血、止血のない平常の時にも生体の構築のために血小板は働いているのではないだろうか。その一面として、血小板は増殖因子を持っている。

血小板の働きは、生体の細胞、血管内皮細胞等との相互作用が本命で、出血止血はその働きが危機に面して発動した働きとしての見方も可能と思われる。

Imaizumi T:Heart failure, pneumonia and mean platelet volume in old age. Jikei J Chest Dis 19-1, 6-8, 2007.

高齢者の生化学 その一

高齢者の生化学検査で値が基準値内にあっても、比較的低値がみられることがある。また、基準値より低値がみられても、治療対象にしない場合もある。

例えばヘモグロビン（基準値・男性14〜18、女性12〜16g／dℓ）の観察で10は成人では貧血であるが、高齢者では治療しないで経過をみる場合もある。アルブミン（基準値3.8〜5.3g／dℓ）の3.0は低値であるが、高齢者の場合は3.0以上あればよしとしている。高齢者（七十歳以上）の生化学特徴の二、三を挙げてみる。

【肝機能】

AST（GOT）（基準値7〜38u／ℓ）、ALT（GPT）（基準値4〜43u／ℓ）。

GOT15、GPT7程度の値がしばしばみられる。GPTはGOTの半分程度である。GOT（男性 18.5、対照 22.7）、（女性 19.6、対照 19.6）。男性では低値 P＜0.01 がみられた。GPT（男性 13.3、対照 21.1）（女性 10.7、対照 16.2）。男性、女性ともに低値 P＜0.01 がみられた。なお、GOT＞GPTは 100％であった。

【血清総コレステロール（基準値 120～220㎎／dℓ）】

男性五十代 206、七十代 164、八十代 156、九十代 136。女性五十代 219、七十代 192、八十代 185、九十代 175。コレステロールの低値傾向がみられ、七十、八十、九十代と漸次低下がみられた。女性の方が低下が緩やかであった。寝たきりの例では起床例よりさらに低値がみられ、褥瘡《じょくそう》例では 140 以下の値がみられた。コレステロールは栄養状態の指標の一つと思われた。大動脈弓石灰化との関連はみられなかった。

【アルブミン】

アルブミン値、男性3.3、女性3.5。アルブミンにおいても低値がみられた。アルブミンは3.0以上あれば、特に問題にすることなく観察した。

末期肺炎による死亡例では、アルブミン3.0以下の値がみられた。男性2.5、女性2.6と有意の低値がみられた。末期肺炎で死亡する七十代の男性では2.0以下の例がみられた。七十代ではまだ体力が多少あり、肺炎発症死亡例では特に低値になっていると思われた。

肝機能（GOT、GPT）、コレステロール、アルブミンの比較的低値は、加齢による体力低下の一面を反映していると思われた。GPT低値傾向は、加齢による肝細胞の脱落が背景にあることも推測された。

今泉忠芳：高齢者における肝機能GOT、GPTの比較的低値、第40回日本消化器病学会、2003.
今泉忠芳：高齢者のコレステロール、第40回日本臨床生理学会総会、2003.

高齢者の生化学 その二

高齢者は一般にやせ気味の例が多い印象を受ける。ＢＭＩ（体重kg／㎡身長）をみると、六十代までは男性、女性ともＢＭＩ22であるが、七十代以後20以下となり、九十代では17.5程度となる。この原因の一つに潜在的な心不全（潜在性心不全）があると思われる。

高齢者の心不全では、平均血小板容積（ＭＰＶ）がやや大となる⑴。理学的には心不全のみられない例においても、高齢者ではＭＰＶは9.0（基準値7.5～8.5）以上がみられた。ＢＭＩは18～19台と、20～21台のＭＰＶを比較すると、前者が10.1、後者が9.0（P＜0.02）であった。やせ気味の例の方がＭＰＶが比較的大となる。潜在性心不全の現れの一つがＭＰＶにみられたと思われた⑵。

高齢者の生化学検査の中で尿酸値をみると、高値、低値のみられることがある⑶。クレアチニン値0.9㎎／dℓ以下の例で、尿酸高値のみられる十九例では、理学的所見で慢性心不全十八例がみられた。一例は痛風であった。

高齢者では一般に尿酸値の低下がみられた。男性六十代では6.0、七十代では4.9。女性七十代3.7、八十代4.4、九十代4.6。女性では低値の中で、八十代、九十代に僅かな上昇がみられた。

高齢者の尿酸低値は代謝の低下の反映であろう。プリンヌクレオチドの異化が低下しているため、尿酸低値となってみられる。一方、潜在性心不全は、細胞のアポトーシスをもたらし、この結果、プリン体の異化となり、加齢による僅かな尿酸値上昇となってみられる。

高齢者の尿酸値は、代謝活性の低下と潜在性心不全による比較的上昇の二つが反映していることが示唆された。

(1) 今泉忠芳：高齢者における心不全、肺炎と平均血小板容積、日本内科学雑誌92、臨時増刊号144、2003.
(2) 今泉忠芳：高齢者におけるBMIおよび平均血小板容積（MPV）、東京慈恵会医科大学雑誌 121、6、274、2006.
(3) 今泉忠芳：高齢者における尿酸および高尿酸血症、日本内科学雑誌 96、臨時増刊号204、2007.

生化学マーカーと病態

- □ 建設者 α_1-アンチトリプシン
- □ コリンエステラーゼ ― その生と死 ―
- □ 腫瘍マーカーの非腫瘍マーカー
- □ EGF産生性肺癌

建設者α_1-アンチトリプシン

慢性炎症病巣局所においては、組織の崩壊と再生が行われている。病巣組織に蛋白分解酵素が働き、一方では再生される組織に蛋白分解酵素インヒビターが働くことが推測される。

肺結核において蛋白分解酵素インヒビターの一つα_1-アンチトリプシン（α_1-AT）の観察を行った。

肺結核例では血清α_1-AT値の上昇がみられた。α_1-AT値は病巣の広がりが大きいほど高値を示した。

α_1-AT値の上昇が顕著な例では、病巣の改善も順調であった。α_1-AT値上昇のみられない例では病巣の改善はみられなかった。

α_1-ATは肺結核の治癒過程で、組織の再生に働いていることが推測された。

自然気胸は肺尖部に膨出したブラが破綻して発症する。自然気胸発症時、外科的手術により肺尖部が切除された一例の病理組織観察を行った。

肺尖部にはブラの予備軍ともいうべき肺気腫が生じていた。ブラの破綻が生ずると、局所肺胞壁の肥厚が生じ、これが胸膜になってゆくと思われた。肺胞隔壁の肥厚から胸膜への過程の膜を「限界膜」と呼ぶことにした。この組織切片にα_1-ＡＴ染色を行った。

肺胞マクロファージと限界膜にα_1-ＡＴの染色性がみられた。再構築される組織の蛋白分解酵素からの保護がα_1-ＡＴの染色性に現れていると思われた。再構築にはマクロファージの関与も推測された。

一九六三年、遺伝性家族性肺気腫患者三例に血清α_1-ＡＴの異常な低下が観察された。このことから、一つの先天性代謝異常症の疾患単位が確立された。肺における生理的再構築の時、α_1-ＡＴが働かないため、再構築不十分で肺気腫を来すのであろう。

生体では炎症病巣局所ばかりでなく、健常組織においても、いつも崩壊と再建が生じている。その結果、恒常性が保たれている。崩壊の担い手の一つが蛋白分解酵素とすると、再建の担い手の一つがα_1-ＡＴということになる。

臨床的には、血清α_1-ＡＴの上昇のない肺結核は治癒がみられないということである。

Imaizumi T:Alpha 1-antitrypsin elevation in pulmonary tubereulosis. Jikei J Chest Dis 18-1, 3-5, 2006.

コリンエステラーゼ――その生と死

結核病棟では月一回、定期検査が行われ、その中に肝機能も入っていた。肝機能セットの中に血清コリンエステラーゼも入っていた。血清中のコリンエステラーゼは非特異的コリンエステラーゼで、肝で合成され、血中に放出される。肝実質細胞の機能の一面と並行すると考えられている。

肺結核で入院時低値を示したコリンエステラーゼが、肺結核の改善とともに漸次上昇してきた。コリンエステラーゼの上昇のみられない例では、肺結核の改善は遅々として進まず、遷延するのであった。

一般病棟においては原発性肺癌の入院もみられ、定期的に採血のオーダーが出ていた。その中に肝機能セットがあった。入院時、コリンエステラーゼが比較的高めの例では、経過中、それほどコリンエステラーゼの変動はなく、このような例は概ね退院の運びとなった。

入院時コリンエステラーゼが低めの例では、経過中さらに低下してゆく例が多く、1.0 IU

／㎖以上に低下すると死の転帰をとるのであった。入院時1.4IU／㎖以下の例では42.8%が三十日以内に、78.6%が九十日以内に死の転帰をとった。Eaton-Lambert症候群の一例のみは例外で、コリンエステラーゼは上昇した。外見上、著変がないようにみえる例で、喀血のようなアクシデントが起きて死亡する場合があり、その例でも低下がみられていた。

コリンエステラーゼは肝実質細胞の機能の一部を反映するのであるが、生体の栄養状態も反映している。慢性感染で消耗している肺結核では低値となっており、栄養状態の改善とともに、肺結核も治癒に向かうのである。

一方、原発性肺癌では、外見上消耗とみえなくても、生体を維持してゆくための栄養状態があり、それ以下に下がると生体の維持が不可能となる。

「この患者さんは毎月コリンエステラーゼが上がっている。あと少しで結核病棟を軽快退院の運びとなるだろう」

Imaizumi T et al. :Serum cholinesterase and clinical course of patients with tuberculosis. Jikeikai Medical Journal 31, 33-38, 1984.

62 Imaizumi T et al. :Serum cholinesterase and clinical course of patients with lung carcinoma. Jikeikai Medical Journal 31, 39-48, 1984.

腫瘍マーカーの非腫瘍マーカー

「ずいぶんＩＡＰが上がっている」

結核病棟に新しい患者が入院した。筆者が不在だったのでA医師が代りに診察し、入院時検査がオーダーされていた。

その中に腫瘍マーカーが数種類あった。その一つに免疫抑制性酸性蛋白（ＩＡＰ）があった。肺結核についてＩＡＰを調べてみると、ＩＡＰは肺結核の活動性を反映していることがわかった(1)。このＩＡＰは急性期蛋白としてとらえることができる。肺結核の臨床評価には赤血球沈降速度が金科玉条のように用いられているが、ＩＡＰの方が優れた指標となることを提唱するのである(1)。肺結核や気管支拡張症のような非腫瘍性炎症性呼吸器疾患では、時として血中ＣＡ19－9の上昇をみる。

肺癌の最初のアプローチは胸部X線写真と喀痰細胞診である。喀痰中の異型細胞を病理学的に検索するのである。この喀痰から腫瘍マーカーを検出すれば補助診断に役立つのではないか。

腫瘍マーカーの喀痰用テストペーパーを作成できたらと思い喀痰でCA19－9、CEAを測定してみた。CA19－9もCEAも腫瘍の有無を問わず、喀痰では非常な高値を呈することがわかった。肺の切片でCA19－9を染色してみると、気管支腺、気道分泌物にCA19－9が染色された。気管支の炎症に際してCA19－9が産生され、気道に排出される。気道への排出がスムーズでない時、血中に逆流したCA19－9が測定される(2)。血中CA19－9やCEAの上昇する炎症性呼吸器疾患では、臨床的評価としては重症とみてよい。

(1) 今泉忠芳：肺結核におけるIAP、結核 71、431～434、1996.
(2) 今泉忠芳：CA19-9、CEAと非腫瘍性呼吸器疾患、腫瘍マーカー研究会誌 9、35～37、1993.

ＥＧＦ産生性肺癌

上皮成長因子ＥＧＦは Cohen（1962）がマウス顎下腺から単離した因子で、上皮細胞成長因子の一つとして知られている。以前よりヒトの尿中には胃酸の分泌を抑制するウロガストロンという物質が存在することが知られていたが、後にＥＧＦであることが確認された。

胃潰瘍における尿中ＥＧＦを測定していたことがあった。対照としてとった例の中に原発性肺癌例の一例があって、ＥＧＦの異常な高値がみられた。

四十三歳男性で、胸部Ｘ線写真上、右肺中部に広汎な陰影がみられ、病理学的には腺癌であった。症状が発現して僅か三カ月で死亡の転帰をとった(1)。

肺にはＥＧＦレセプター（ＥＧＦＲ）はないとされている（北村ら、1992）。ＥＧＦＲはないが、肺はＥＧＦを産生しているかどうか、健常肺と原発性肺癌の組織についてＥＧＦ染色を行ってみた。健常肺では気管支腺、肺胞Ⅱ型細胞、肺胞マクロファージにＥＧＦ染色性がみられた。原発性肺癌では腺癌の癌細胞にＥＧＦ染色性がみられた(2)。扁平上皮癌、小細胞癌では染色性はみられなかった。唾液腺はＥＧＦ産生臓器として知られているが、肺もまたＥＧＦ産生臓器であることが示唆された。肺癌にＥＧＦＲが発現しているという報告（Kayser 他、1990）がある。

原発性肺癌（腺癌）においてＥＧＦを産生し、またＥＧＦＲを発現している場合には、自ら産生したＥＧＦにより増殖が刺激されることになる（オートクリンという）。原発性肺癌には以前よりアミラーゼ産生性肺癌（腺癌）という肺癌のあることが知られている。唾液腺も肺も唾液腺型アミラーゼを分泌している。肺のアミラーゼ産生細胞が癌化した場合、アミラーゼ産生性肺癌となるのであろう。唾液腺も肺もＥＧＦを産生していると考える。肺のＥＧＦ産生細胞が癌化した場合は、ＥＧＦ産生性肺癌となるのであろう。四十三歳男性の肺癌はこの例であったことが推測された。

(1) Imaizumi T:A case detected EGF elevation in urine with lung carcinoma. Jikei J Chest Dis 13-2, 37, 2001 (in Japanese).
(2) Imaizumi T:EGF staining in primary lung carcinoma. Jikei J Chest Dis 13-3, 46-47, 2001 (in Japanese).

疾患管見

□ 迷彩結核から日和見結核へ
□ 慢性感染症・肺結核における脂質代謝
□ サルコイドーシスという象
□ 類似法則
□ 老化の内栄養説

迷彩結核から日和見結核へ

昭和二十年代、三十年代は日常診療において、肺結核はしばしばみられる疾患であった。肺結核と直接関係のない主訴で受診した患者の中に、肺結核が主疾患として発見される例があり、東京慈恵医科大学の古閑義之教授はこれを「迷彩結核」Camouflaged tuberculosis と呼んだ。

昭和四十年代から肺結核は減少しはじめ、昭和五十年代頃以後、肺結核はしばしば見られる疾患ではなくなった。同大・上田泰教授は慈大病院の本院・青砥分院の結核病棟を廃止し、結核病棟は第三分院のみとした。昭和五十八年には、結核病学会においてシンポジウムが持たれ、肺結核は今や日和見感染の疾患になったという報告が行われた。

平成になると、結核病棟に入院する患者は、何らかのハンディキャップを持った例がほとんどとなった。その中の50％以上が、昔、結核に罹患した既往があり、再発である。そして抗酸菌を排出する例の10％が**非定型抗酸菌症**である。

胸部X線写真上ある程度の広がりを持つ陳旧性肺結核病巣の中には、生涯にわたって結核菌が存続していて、何らかの原因でバランスが崩れた時、肺結核の再発としてみられる。

気道は常時無菌ではなく、ミクロフローラが生成消滅している。非定型抗酸菌も時として、健康な人から検出されることがある。この菌は病原性とは無関係である肺癌や肺線維症でも時として検出される。このことはしばしば誤診され、抗結核療法が行われる。偶発的に検出される非定型抗酸菌は一回限りであり、培養陰性のことが多い（昭和の時代）。

今日、普通の人は肺結核に罹患することはほとんどない。特に若い人にはほとんどみられない。昭和二十年代に確立した結核の検診（法律）が、形を変えることなく現在も続いている。十代、二十代、三十代の人は採用時健康を確認すれば、五年間くらいは結核検診の必要はないと思われるのであるが。

肺結核の多かった時代、迷彩結核もみられたが、平成以後には肺結核は日和見結核となっている。

慢性感染症・肺結核における脂質代謝

人間ドックや健康診断受診者には血清総コレステロール値が高めの人が多く、コレステロール値が高いと言われて注意を受ける。そのことを悩む人もしばしばみられる。コレステロールは、ある種の成人病と結び付いたイメージが一般化している。

一方、生体において、コレステロールは大切な働きをしている。性ホルモン、ステロイド骨格の材料である。また、コレステロール値は栄養状態の一面の指標ともなる。

肺結核入院例において、コレステロール低値がみられる。治療をしているとコレステロールは少しずつ上昇してくる。それとともに肺結核の改善がみられてゆく。治療していてもコレステロール上昇のみられない例では、肺結核も改善はみられない。結核菌の薬剤耐性よりもコレステロールの方が肺結核改善と比例している。

冠疾患の危険因子の一つのレムナントリポ蛋白がある。レムナントリポ蛋白はコレステロールや中性脂肪を除いた残りの脂質分といわれ、この高値は循環器科ではマークされることがある。肺結核例ではレムナントリポ蛋白低値がみられる。血清脂質のレムナント分がすっかり空《から》になっている。慢性感染という病態において消耗した状態を示している。慢性感染のもたらすもの、あるいはそれを起こすものは生体の消耗である。栄養状態としては不良の状態である。この病態は脂質代謝に明瞭に現れる。コレステロールやレムナントリポ蛋白の低値である。

慈大・古閑義之教授は「迷彩結核」Camouflaged tuberculosis という疾患概念を提唱されたことがあった。結核の多い時代、一見ノイローゼ様の主訴で受診する例の背景に活動性の結核があり、この状態を「迷彩結核」と呼んだ。昭和三十年代、高度成長とともに結核は激減した。人々の栄養状態がよくなったためである。それとともに「迷彩結核」も姿を消した。

現代、コレステロールといえば動脈硬化と短絡しているように見える。慢性感染の脂質代謝にみるように、コレステロールには多方面の姿があり、それらを探ってゆきたいものである。

Imaizumi T:Decreasa of remnant like particle (RLP) in active pulmonary tuberculosis. Kekkaku 73-1, 13–15, 1998 (in Japanese).

サルコイドーシスという象

三十四歳男性。眼の症状を訴えて眼科受診。ぶどう膜炎がみられサルコイドーシスを疑われ内科紹介。胸部X線写真で肺サルコイドーシスの所見がみられた。

サルコイドーシスとはどういう疾患だろうか。類上皮細胞肉芽腫が形成されるという。生体反応としてサルコイドーシスをどうみたらよいのであろうか。成書を繙《ひもと》いてもそのイメージがはっきりしない。「群盲象を撫でる」という群盲の一人が「サルコイドーシスという象」を撫でてみることにする。

サルコイドーシスの始まる場所は肺である。肺に症状としては現れない微少循環障害が生じた時が始まりである。寒冷刺激による場合があるかもしれない。寒冷に触れて肺毛細血管に血球凝集が生じ微少循環障害を形成する。これは治癒してしまうがメモリーとなる。この障害のメモリーが何回も加算される。微少循環障害に対して生体は毛細血管の増生反応を起こす。加算が閾値に達すると生体は自律的に毛細血管内皮細胞の増生反応を起こしてしまう。増生した内皮細胞が集塊となり変性を来たすと類上皮細胞肉芽腫となる。

肺毛細血管内皮細胞は、アンジオテンシン変換酵素ＡＣＥを産生する特徴を有している。肺毛細血管内皮細胞の増生は血中ＡＣＥの上昇となって観察される。このような生体反応が進行するとサルコイドーシスという疾患となって発症する。

サルコイドーシスは肺に生じた事件から始まるが、毛細血管内皮細胞の増生反応は肺ばかりでなく、全身の各臓器に現れることがある。多彩な病像となって見られる。肺が主病変のことが多く肺サルコイドーシスがみられるが、眼病変、皮膚病変、表在リンパ節病変、肝病変、心病変、腎病変、筋肉病変、骨関節病変などが合併することがある。心病変が主症状であれば心サルコイドーシスと呼ばれる。

肺結核においても類上皮細胞肉芽腫がみられるが、これはマクロファージの変性によって形成されると仮定すると、サルコイドーシスの肉芽腫とは異質のものである。

類似法則

一つの系Aでみられる現象と、他の一つの系Bでみられる現象とが類似している場合、類似法則 Similarity Law が成立しているとする。例を挙げる。

細菌感染症bの患者Pに抗生物質（抗生剤）aを投与して、細菌感染症の治癒がみられた。その感染症の起炎菌が分離され、培養による感受性テストで起炎菌が抗生物質aに感受性のあることがみられた。

患者P、細菌b、抗生剤aという系をAとする。培地c、細菌b、抗菌物質aという系をBとする。

系Aでは感染症の治癒、系Bでは細菌bは抗生物質aに「感受性がある」、という現象である。

系Aと系Bは異なった系で、異なった機序がそれらの現象に存在しているが、結果として類似しているとする。この場合、系Aと系Bとの間に類似法則が成立している。

患者（生体）と培地とは同じではないので、そのプロセスは同一ではない。結果だけをみて、感染症の治癒と細菌の感受性をイメージの中で同一視する。

肺結核の治療にＩＮＨとＲＦＰを用いる。肺結核は治療に反応して治癒する。ＩＮＨ、ＲＦＰは結核菌に対して感受性がみられる。

肺結核によく似た疾患に肺非定型抗酸菌症がある。この場合にも、ＩＮＨとＲＦＰで軽快（系Ａ）がみられることがある。非定型抗酸菌は培地ではＩＮＨとＲＦＰに抵抗性（系Ｂ）である。系Ａと系Ｂの間に類似法則は成立しない。目的が系Ａであるから系Ｂの結果に迷う必要はない。

新聞にはしばしば、「癌に有効な発見」が掲載される。その発見も時間が経つと話題にならなくなる。今日まで癌に有効であった結果は少ないようである。

癌患者の生存期間が一年から二年に延びた、という報告は多いようであるが、治癒したという報告はあまり見られない。「癌に有効な発見」と癌患者の治療との間に類似法則の成立していないものが多い。

臨床の場で観察される現象は生体であるから生体における系Ａとして認識する。その系において結果が思わしくない場合は、系に対して描いているイメージ（系Ｂ）がその系に当てはまっていない。

系Aと系Bとの間に類似法則が成立していないことになる。

老化の内栄養説

人は年をとって死んでしまう。なぜ年をとるのか。これを論ずる学説を老化学説という。

老化学説には多くの学説がある。それらの学説をみていっても納得できるものが一つもない。そこで自分で老化の原因を考える。

生体は最初は小さく、漸次成長する。成長はやがて停止し、老化を経て死に到る。成長の停止が老化の始まりである。

生体は外界から栄養を摂取し（外栄養）、摂取した栄養は体内の各部に運ばれ、同化、異化が行われ（内栄養）成長する。

しかし限りなく成長することはできない。ある大きさに達すると、栄養を各部に運搬し切れなくなる。同化に伴う異化の代謝産物を排出し切れなくなる（内栄養の破綻）。この時点で生体は崩壊する（死ぬ）ことになる。

ヒトでは同化異化のための栄養の運搬、異化物の運搬が運搬機構を備えているため、直ちに崩壊することなく、緩徐に崩壊してゆく。これが老化である。

Imaizumi T:Growth, Maturation, and Aging. Kugayama Press, 1976.

Why living things grow?
Why living things can not grow beyond the regular size?
Why living things age?
Why living things die at the end of aging?
We observe and know that things grow, stop grows, maturate, and age.
It seems that the phenomena are too common to have some questions.
They are, however, fundamental events of living thing.
If you have any questions about above problems,
try to take this book, please, on your hand.

出典

肺結核からガストリンへ	慈大新聞	482	平成七年一月二十五日
胃潰瘍と十二指腸潰瘍		548	平成十二年七月二十五日
自然気胸ブラの自然史		512	平成九年七月二十五日
自然気胸　自然の実験　その一		530	平成十一年一月二十五日
自然気胸　自然の実験　その二		536	平成十一年七月二十五日
ＥＢウイルス多彩な病像		494	平成八年一月二十五日
ＥＢウイルスと呼吸器疾患		542	平成十二年一月二十五日
特発性間質性肺炎 ― 主役はウイルス		554	平成十三年一月二十五日
原発性肺癌とＥＢウイルス		584	平成十五年七月二十五日
橋本病とＥＢウイルス		596	平成十六年七月二十五日
肺気腫とアデノウイルス		560	平成十三年七月二十五日
肥満とウイルス		590	平成十六年一月二十五日
血小板と高齢者末期病態		602	平成十七年一月二十五日

I

高齢者の生化学 その一	620	平成十八年七月二十五日
高齢者の生化学 その二	626	平成十九年一月二十五日
建設者α_1-アンチトリプシン	608	平成十七年七月二十五日
コリンエステラーゼ―その生と死	524	平成十年七月二十五日
腫瘍マーカーの非腫瘍マーカー	506	平成九年一月二十五日
ＥＧＦ産生性肺癌	566	平成十四年一月二十五日
迷彩結核から日和見結核へ	500	平成八年七月二十五日
慢性感染症の肺結核における脂質代謝	572	平成十四年七月二十五日
サルコイドーシスという象	518	平成十年一月二十五日
類似法則	614	平成十八年一月二十五日
老化の内栄養説		昭和五十一年

慈大新聞　慈恵医大同窓会発行

Ⅱ

血小板

- □ 血小板
- □ 脳梗塞既往例のフォンヴィレブランド因子活性
- □ 高齢者のやせ（BMIの低下）と
  平均血小板容積（MPV）
- □ 平均血小板容積MPVと心不全、肺炎
- □ 肺炎と血小板
- □ 高齢者女性における血小板、赤血球、比較的優位

血小板

臨床検査においてまず行われる検査は末梢血液一般検査である。その測定は自動血球計算機で行われる。赤血球と血小板が自動的に測定される。

血小板に関しては血小板数（PLT）、平均血小板容積（MPV）、血小板容積（PCT）、血小板粒度幅（PDW）が測定される。

血小板は骨髄の巨大核細胞がちぎれて出来た血球の一種である。健康人の基準値は20万μℓ前後（15～35）である。

血管壁損傷（出血）の時、血小板が凝集して損傷部位をふさぐ（止血）。血小板には血液凝固物質が含まれ、血栓の原因になる。

血小板は血管内皮細胞との相互作用がある。増殖因子としてVEGF、抑制因子としてTGFβがあり、両者は場合に応じて働いている。

血小板－白血球複合体をつくることがあり、血小板由来増殖因子ＰＤＧＦの働きが行われることがある。

フォンヴィレブランド因子（ｖＷ因子）

ｖＷ因子は血小板膜糖蛋白と結合して、血小板が血管内皮下組織に粘着するのを助ける機能を持つ。ｖＷ因子は血管内皮細胞、および骨髄巨核球で産生され血小板に存在する。

フォンヴィレブランド病（ｖＷ病）ではｖＷ因子活性の欠如あるいは低下がみられる。ｖＷ病では出血傾向（皮膚、粘膜、紫斑、鼻出血）、検査では血小板数正常、出血時間延長、血小板機能低下、第Ⅷ因子活性低下がみられる。

二、三の観察例

今泉忠芳：脳梗塞既往例におけるフォンヴィレブランド因子活性の上昇、日本内科学会雑誌 85、臨時増刊号　213、1996.

今泉忠芳：高齢者における心不全、肺炎と平均血小板容積、日本内科学会雑誌 92、臨時増刊号　144、2003.

今泉忠芳：高齢者における Body Mass Index（BMI）および平均血小板容積、東京慈恵会医科大学雑誌　121, 6, 274、2006.
今泉忠芳：肺炎における血小板数PLTの上昇と平均血小板容積MPVの低下、日本内科学会雑誌　108, 200、2019.
高齢者女性における血小板、赤血球の比較的優位（未発表）

脳梗塞既往例のフォンヴィレブランド因子活性

脳梗塞既往例について、ｖＷ因子活性（基準値60～170％）を観察してみた。
脳梗塞後遺症例　218.8％
軽症脳梗塞例　143.3％
脳出血後遺症　137.5％
対照例　125.1％
脳梗塞後遺症例と他グループとの間に有意差（p＜0.001）が見られた。高値例では臨床症状も顕著であった。脳梗塞後遺症にｖＷ因子活性が関与していることが示唆された。
今泉忠芳：脳梗塞既往例におけるフォンヴィレブランド因子活性の上昇、日本内科学会雑誌　85　臨時増刊号　213、1996.

脳梗塞にはアテローム性と心源性がある。心源性の場合は心房細動のことが多い。心房細動の時、心室内に凝結が起こり、これが脳の血管に引っ掛かり、脳梗塞となる。心房細動があっても、脳梗塞を起こさない例もある。心房細動において脳梗塞を起こす例ではｖＷ因子の上昇が疑われ、起こさない例については上昇の有無の検討が望まれる。

高齢者のやせ（ＢＭＩの低下）と平均血小板容積（ＭＰＶ）

高齢者はやせ気味の例が多い印象を受ける。やせ、肥満の指標として Body Mass Index（ＢＭＩ）が用いられる。体重（キログラム）を身長（メートル）の二乗で割った値である。

高齢者の末期病態としての心不全においてＭＰＶの上昇傾向がみられる(1)。

ＢＭＩと共にＭＰＶを観察してみる。

高齢者として介護病棟入院例、七十歳以上について観察してみる。

ＢＭＩの基準値：22

ＭＰＶの基準値：7.4～10.4

ＢＭＩ　三十代～六十代　男性、女性とも22

七十代　男性　18.8、女性　20.1

八十代　男性　19.3、女性　18.6

九十代　男性　17.4、女性　17.7

経管栄養（胃管、胃瘻）と経口栄養を比較してみると、経管栄養例では経口栄養例よりもＢＭＩ低下がみられた。

次にＢＭＩの比較的低い例（18～19）と上の例（20～21）の例でＭＰＶをみる。

ＢＭＩ　18～19：ＭＰＶ　10.0

20～21：ＭＰＶ　9.0

右の観察から次のように考えられる。

高齢者においてはＢＭＩは加齢に伴って低下してゆくことがみられた。低下の程度は女性に比べて男性の方がやや顕著であった。

ＢＭＩ低下例においては、ＭＰＶの上昇傾向がみられた。

ＭＰＶの上昇は慢性心不全の現れの一つとすると⑴、加齢に伴い慢性心不全の傾向が生じ、ＢＭＩ低下に関与している例も存在することが推測された。

要約

1．高齢者において、加齢に伴いＢＭＩの低下がみられた(1)。
2．ＢＭＩ低下例においてＭＰＶの上昇がみられた(2)。

(1) 今泉忠芳：高齢者における心不全、肺炎と平均血小板容積、日本内科学会雑誌　92　臨時増刊号　144、2003.
(2) 今泉忠芳：高齢者におけるBody Mass Index（BMI）および平均血小板容積（MPV）、東京慈恵会医科大学雑誌　121、6、274、2006.

平均血小板容積ＭＰＶと心不全、肺炎

高齢者（82例）（70～96歳）の死亡例において目立つのは、心不全と肺炎である。この例の末期病態の一つとして、行われた血液検査の中で、平均血小板容積ＭＰＶに注目してみた。

心不全死亡例（心不全）
肺炎死亡例（肺炎）
退院、転院例（対照）

血小板数ＰＬＴ、平均血小板容積ＭＰＶの検査成績は、死亡または退院の一カ月前までに検索された成績を用いた。

ＭＰＶ　7.4 fl以下を低下
　　　　9.0 fl以上を上昇

心不全のＭＰＶ上昇　39.1%　低下　2%　平均　8.5
肺炎のＭＰＶ上昇　11.8%　低下　58.8%　平均　7.5

対照のＭＰＶ上昇　16%　低下　20%　平均　8.0

男女差はみられず。

各グループの間に有意の差がみられた。

血小板は主として出血、止血の場に関連して観察されているが、心不全や肺炎における病態に関連のあることが観察された。心不全におけるＭＰＶの上昇、肺炎におけるＭＰＶの低下は血小板の turnover や生成機序に変化のあることが示唆され、病態の観察に有用であると思われた。

今泉忠芳：高齢者における心不全、肺炎と平均血小板容積、日本内科学会雑誌　92、臨時増刊号 144、2003.

肺炎と血小板

肺炎の時、血小板の動きがあることを観察した(1)。肺炎の時の血小板を血小板数（ＰＬＴ）、血小板のサイズ（平均血小板容積ＭＰＶ）を観察した。肺炎では血小板数ＰＬＴの増加とＭＰＶの低下がみられた。

肺炎において局所のＰＬＴの需要が高まり、ＰＬＴの上昇としてみられると思われる。この需要に応じて若いＰＬＴが産生され、送り出され、これがＭＰＶ低下となると思われる。肺炎において、肺組織の崩壊と、その後の再生がある。ＰＬＴにはＰＤＧＦがあり、局所の崩壊の再生に働いていると思われる。ＰＤＧＦは肺の崩壊の治癒過程に働き、これがＰＬＴの上昇、ＭＰＶの低下としてみられることが考えられる(2)。

（1）今泉忠芳：日本内科学会雑誌　92, Suppl.144, 2003.
（2）今泉忠芳：日本内科学会雑誌　108, Suppl.220, 2019.

図5　高齢者の肺炎と血小板PLTの一例

肺炎発症時、PLT低下がみられるが、
軽快に伴ってPLT増加、MPV低下がみられている。

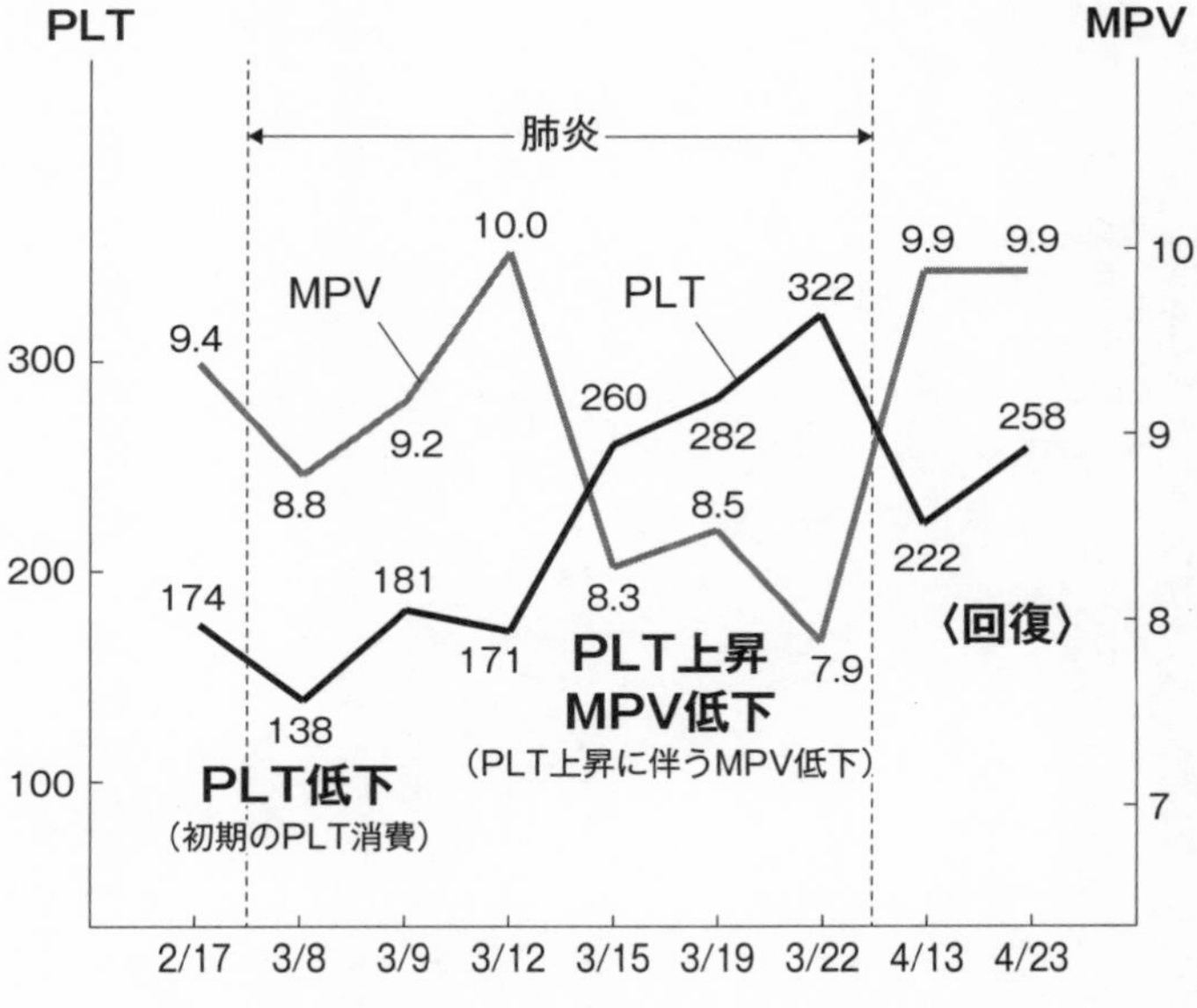

CRP	8.62	5.14	3.60	2.43	1.22	0.90	0.95	1.28

高齢者女性における血小板、赤血球、比較的優位

臨床検査でまず行う血液検査は末梢血一般検査である。末梢血中の赤血球数（RBC）、白血球数（WBC）、血色素量（Hb）、ヘマトクリット（HCT）、血小板数（PLT）である。

自動血球計算機により全項目同時に測定され、赤血球恒数（MCV、MCH、MCHC、RDW）、血小板恒数（MPV、PCT、PDW）、血液像も自動的に計算される。

赤血球数の基準値：男性 420～550×10^4／μℓ
女性 380～500×10^4／μℓ

血小板数の基準値：12～35／μℓ

血小板数は健常人で15～40×10^4の幅があり、日差変動がある。10万以下を減少、50万以上を上昇とみられている。血小板数には性差は記載されていない。

赤血球数の基準値は男性が女性より多いとされている。

要介護高齢者では赤血球数、血小板数に基準値の枠に入らない例、枠内でも性差の見られる例があり、このことについて観察を行ってみる。

要介護高齢者（高齢者）（平均年齢87）（67例）

中年者（平均年齢 51.5）（86例）

両者の比較は次のようであった。

血小板数：高齢者・男性 194.8、女性 224.3

中年者・男性 228.3、女性 252.7

高齢者と中年者の比較では男性、女性とも中年者の方が高値。

高齢者、中年者とも血小板数、女性高値。

赤血球数：高齢者・男性 3.65、女性 3.95

中年者・男性 4.73、女性 4.54
高齢者では女性の方が高値、男性の低値が顕著。
中年者では男性、女性ほぼ同値。
高齢者女性では血小板、赤血球とも高齢者男性より優位。
中年者においても女性の方が男性より血小板優位。
女性における血小板優位は、寿命の現れの一つであることが想像される。

気道吸引

- □ 気道吸引と肺炎
- □ 気道吸引による肺炎の予防
- □ 気道分泌物吸引　負のスパイラル

気道吸引と肺炎

脳梗塞後遺症などの例ではしばしば嚥下《えんげ》障害を来し摂食不可能となることがある。このような例では「寝たきり」となり、経管栄養となることが多い。

寝たきり、経管栄養の例の中に、気道分泌物を除去することができない例がみられることがある。この場合、看護師によって気道分泌物をチューブを用いて吸引除去が行われる（気道吸引）。チューブによる気道分泌物除去の際、チューブが気道に入ると嘔吐反射がみられる。嘔吐反射の過敏な例では、胃内容物が嘔吐され、これが気道に入ると発熱、肺炎を起こす。逆流性肺炎である。

寝たきり（52例、平均年齢83）（六カ月間）では肺炎発症は 32.7％、経管栄養例では70％に肺炎発症がみられた。このなかで気道吸引例では 100％であった。

一日の気道吸引回数二～三回では肺炎０％であったが、五回以上では 100％であった。これを医療介護肺炎として報告した。

今泉忠芳：気道吸引と医療介護肺炎　日本内科学会雑誌　101、臨時増刊号　196、2012.

気道吸引の回数／日について、引き続き観察を行った。
寝たきり、経管栄養例（23例、平均年齢82.6）で気道吸引回数／日について、発熱と肺炎の観察を行った（9カ月間）。

回数0　　　発熱なし　70％
回数三～五　発熱あり　14.3％、肺炎28.6％
回数六～九　発熱あり（十回以上）66.6％、肺炎100％

気道吸引回数の発熱、肺炎との関係がみられた。
頻回の吸引が迷走神経刺激となり、刺激により気道分泌物の増加も考えられる。

今泉忠芳：日本臨床内科医会会誌　31、3、443、2016.

気道吸引を繰り返すことにより、気道吸引回数が増加するのではないかと思われる。気道吸引回数／日の長期観察を行った例を提示してみる。

当初、吸引0であったが肺炎をきっかけに吸引が行われ、回数の頻回化が五から七〜十となった例である。それに伴って、頻回の肺炎がみられた。

Case Aの例を提示する。

今泉忠芳：気道吸引回数の頻回化と肺炎　日本臨床内科医会会誌　34、3、120、2019.

図6　気道吸引の一例　A

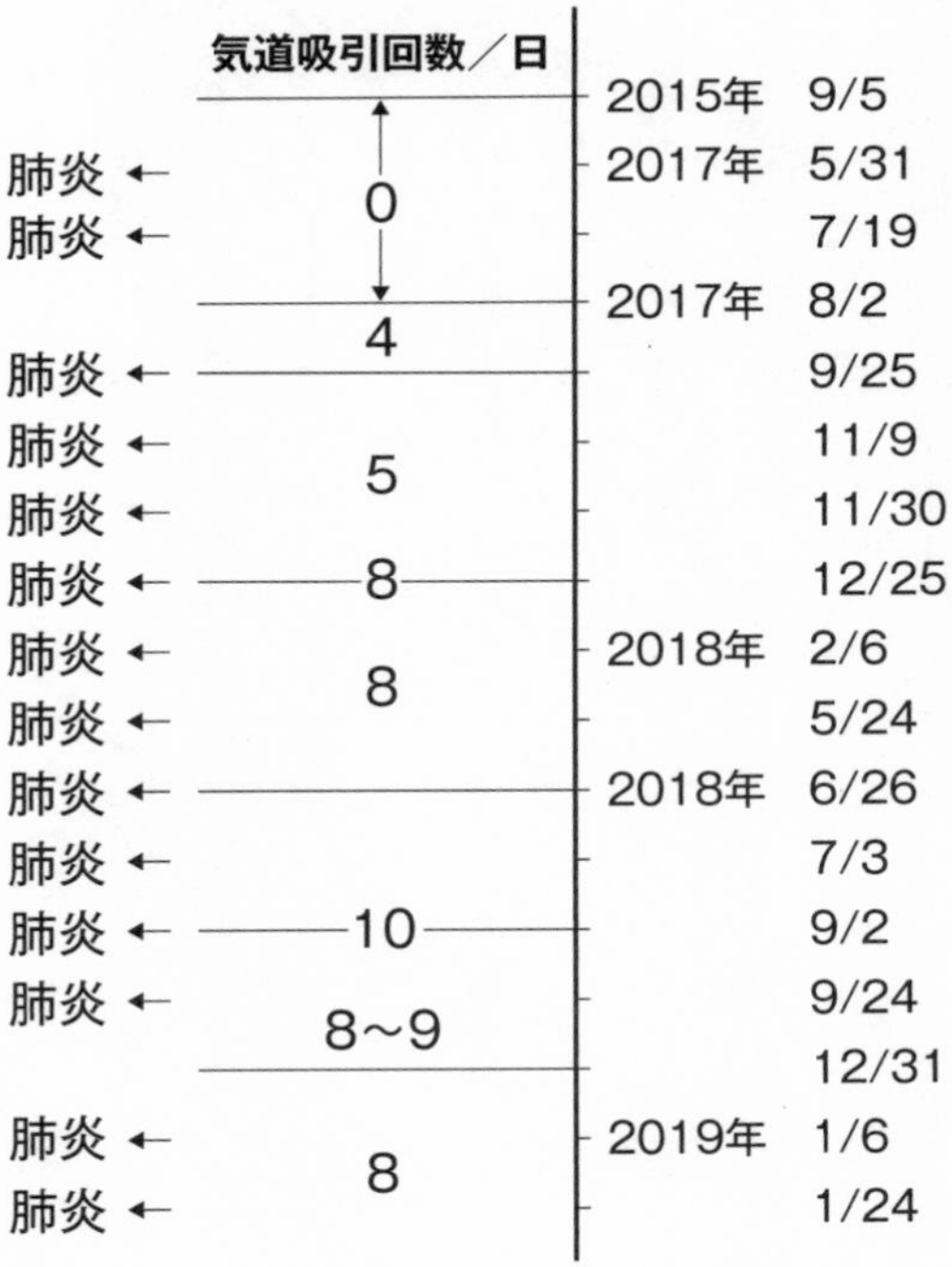
気道吸引回数／日
2015年 9/5
肺炎 ← 2017年 5/31
0
肺炎 ← 7/19
2017年 8/2
4
肺炎 ← 9/25
肺炎 ← 11/9
5
肺炎 ← 11/30
肺炎 ← 8 12/25
肺炎 ← 2018年 2/6
8
肺炎 ← 5/24
肺炎 ← 2018年 6/26
肺炎 ← 7/3
肺炎 ← 10 9/2
肺炎 ← 9/24
8～9
12/31
肺炎 ← 2019年 1/6
8
肺炎 ← 1/24

気道吸引は当初０であったが、肺炎を契機にして気道吸引が行われ、頻回化に伴い頻回の肺炎がみられる。

気道吸引による肺炎の予防

寝たきり、経管栄養例において、気道吸引が嘔吐反射を伴い、嘔吐物が気道に入ると肺炎を起こすことがある。気道吸引の反復は迷走神経を刺激することがあり、気道吸引回数の増加を来すのではないかと思われる。

気道分泌物を減らす方法がないものだろうか。

薬物としては迷走神経に対する薬物としてアトロピンがあるが、このような例には使い難い。緩和な薬物として、ロートエキスがある。

ロートエキスを処方してみたところ、気道分泌物は減少することがなかったが、嘔吐反射による胃内容の逆流をいくらか緩和するのではないかと思われた。

寝たきり、経管栄養例（11例、平均年齢 88.1）にロートエキス散（10％）0.6 gを処方。処方前6カ月、処方後6カ月、さらに6カ月観察した。

前6カ月　肺炎　31回

後6カ月　肺炎　12回
更6カ月　肺炎　0回
気道吸引回数には変化がみられなかった。
ロートエキスは嘔吐反射による逆流性肺炎の予防効果があると思われた。

今泉忠芳：日本内科学会雑誌103　臨時増刊号　170、2014.

気道分泌物吸引 ― 負のスパイラル

気道分泌物をチューブで吸引すると嘔吐反射を誘引して胃内容物が気道に入り肺炎を起こす。この繰り返しにより迷走神経が刺激されて気道分泌物が増加する。そのため吸引回数が増加してゆく。引き起こす肺炎の頻度が増加する。肺炎によって気道分泌物がさらに増加する。

この状態を「負のスパイラル」と呼ぶ。吸引チューブが気道（気管支）に深く入ると呼吸促迫症候群を起こすことがある。

図7　気道分泌物吸引 — 負のスパイラル

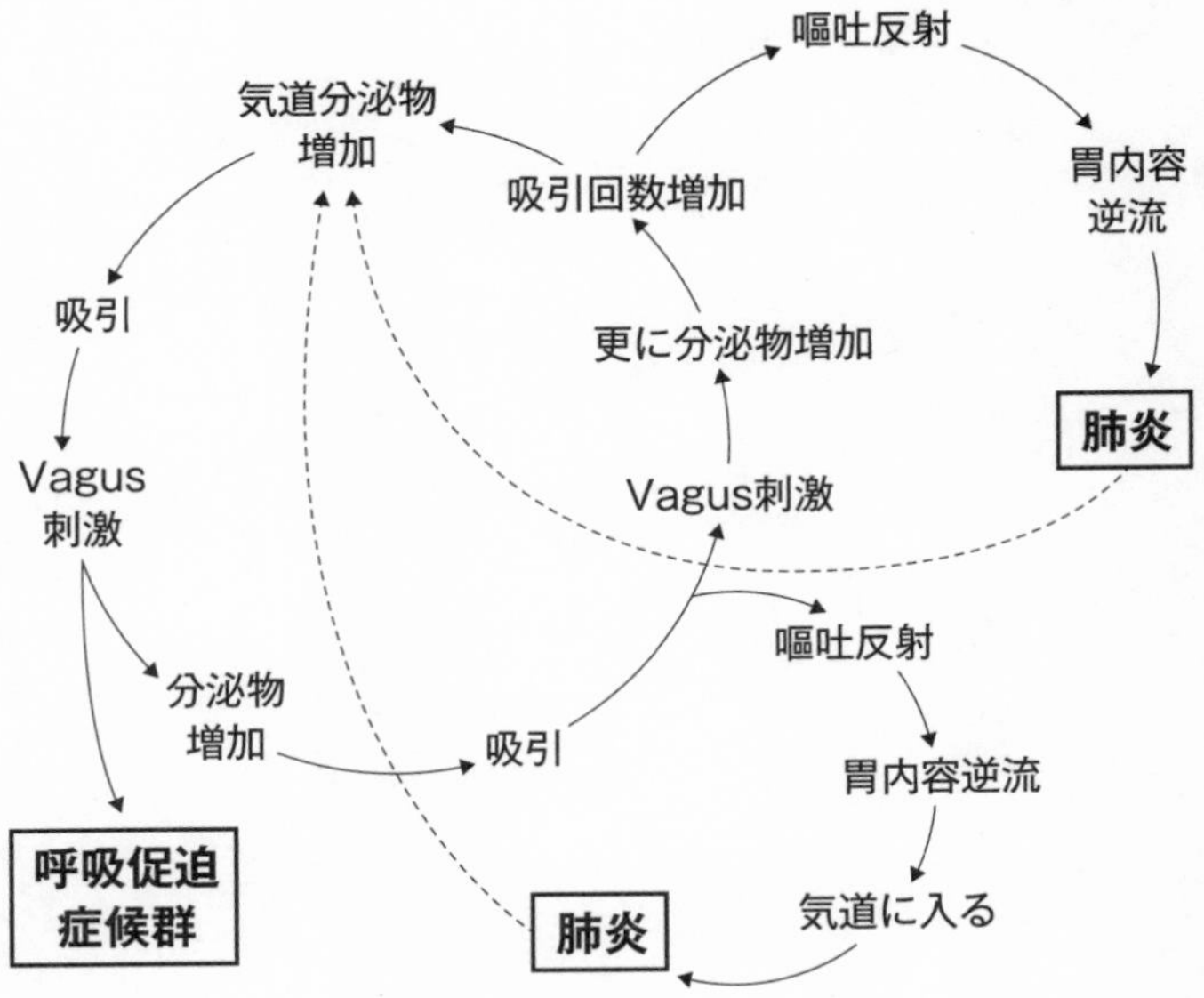

誤嚥

□ 誤嚥とその予防

誤嚥とその予防

物を飲み込む反射（嚥下反射）の低下、咳払いをして異物を吐き出す反射（咳反射）の低下により、誤嚥が起こる。気づかないうちに食べ物が気管に入り込むことを不顕性誤嚥という。

脳梗塞後遺症や精神作用の薬剤多用など、誤嚥を起こしやすく、脳血管障害のため喉がよく動かない（仮性球麻痺）場合、高齢者の粘膜線毛輸送能の弱っている場合にも誤嚥が起きやすいことが知られている。

経管栄養の例では、胃食道逆流現象が起こりやすいことがある。誤嚥は発熱、誤嚥性肺炎を起こす。

パーキンソン症候群の例に塩酸アマンタジンを処方していた。その例は時に誤嚥性肺炎を起こしていた。

塩酸アマンタジンの処方以後、誤嚥性肺炎を起こさなくなった。塩酸アマンタジンは誤嚥を予防するのではないかと考え、脳梗塞後遺症を含む誤嚥性肺炎例十八例に塩酸アマンタジンの処方を行った。その結果、処方前に何回も発熱、肺炎を起こしていた例が処方後発熱、肺炎が見られなくなった。

誤嚥性肺炎は抗生剤により治療軽快してそれで終わりということはない。反復して起こることが多い。そのため、予防が望まれる。続けての処方が予防となることがみられた。

塩酸アマンタジンは大脳基底核のドーパミン放出促進、再取り込み制御がサブスタンスPを上昇させ、嚥下反射の亢進を来すとされている。

塩酸アマンタジンの使用の際の注意事項として、抗痙攣剤使用例に塩酸アマンタジンを処方すると、痙攣の誘発を来すことがある。

誤嚥性肺炎の予防に塩酸アマンタジンの処方が有用であることが観察された。

今泉忠芳：誤嚥性肺炎の塩酸アマンタジンによる予防効果、日本臨床内科医会会誌 29、4、579～582、2014.

筋電図

- □ 心電図に入る筋電図とその臨床的意味
- □ 筋電図の臨床
- □ 褥瘡と筋電図
- □ 筋電図のみられる疾患
- □ 褥瘡
- □ 褥瘡の予防
- □ 筋萎縮性側索硬化症に褥瘡なし、筋電図なし
- □ 要介護高齢者の拘縮と筋電図

心電図に入る筋電図とその臨床的意味

心電図は心臓の起電力を体表面から誘導し、心電計により、心臓の電気的活動を記録したものである。

誘導法は肢誘導（双極誘導）、単極誘導、胸部誘導が行われる。導子を右手、左手、左足につける。肢誘導は右手ー左手（Ⅰ）、右手ー左足（Ⅱ）、左手ー左足（Ⅲ）の心電位、単極誘導は右手（aVR）、左手（aVL）、左足（aVF）から見た心電位、胸部誘導は心臓の上に当たる胸部に六個の導子（V1、V2、V3、V4、V5、V6）を並べて電位をとる。十二本の心電位曲線が得られる。

仰向けに休んだ状態では、心筋の電位のみが記録されて、基線はまっすぐである。しかし、時には基線に小さな波が入ることがある。一般にこの波は心電位の読みに邪魔になることがあり、解読コンピューター（ミネソタコード）は雑音と読む。

この小さな波は心筋以外の筋肉の緊張のある時記録されるものであり、「筋電図」である。仰向けに休んだ状態では体動はないのであるが、その状態でも存在する筋緊張がある時、筋電図として記録されるのである。

心電図を読む臨床では筋電図は雑音である。

しかし、筋電図には、筋緊張の観察（読み）が可能であるため、臨床における生体の状態を読み取ることができる。

例えば、パーキンソン症候群では心電図に筋電図が入るので、その診断の一助となる。筋萎縮性側索硬化症（Amyotrophic lateral sclerosis）（ＡＬＳ）では心電図に筋電図が入ることはない。

休んだ状態であっても、心電図計測中に手足が少しでも動けばその動きが筋電図となって心電図に入るので、それは臨床的な意味はない。

心電図混入筋電図について観察する点の二、三を挙げてみる。

一、どの誘導にみられるか、主に次の二つ
肢誘導と単極誘導（Ⅰ～aVF）
全誘導
胸部誘導のみの場合はない。時に（Ⅰ～aVF）にV1、V2にみられる場合あり。

二、筋電図波の大きさ
1mV以上（L）
1mV以下（S）
基線の僅かな波（s）

筋電図の誘導の範囲は病態の広さをみる上で参考となる。
筋電図の波の大きさは症状の大きさをみる上で有効である。

筋電図の臨床

心電図に入る筋電図は一般に雑音として臨床には不要なものとされている。これを筋電図として読むことができ、臨床に役立てることができる。

筋電図の全体的な有用性について概観を試みる（1）（2）。

療養型病院入院 257 例（男性M98、女性F159、平均年齢M82.8、F85.8）を対象とした。

1．全例の 39.6％に筋電図がみられた。MとFとに差なし。

2．経管栄養の筋電図は 58.2％、経口栄養は 28.3％。MとFとに差なし。経管栄養に多い。

3．褥瘡例は筋電図 100％、褥瘡なし例は筋電図０％。

4．疾患としての観察は次のようであった。

パーキンソン症候群 100％であった。

(1) 今泉忠芳：筋電図の臨床、日本内科学雑誌　104　臨時増刊号180、2015.
(2) 今泉忠芳：筋電図の臨床Ⅱ、第136回成医会総会　2019、10, 10.

褥瘡と筋電図

褥瘡例では筋電図のみられることが明らかになった。寝たきり例のうち、褥瘡例25例(男性M13、女性F12、平均年齢M85、F84.8)、褥瘡は仙骨部。褥瘡なし例26例（M13、F13、平均年齢M82.3、F84.8）を対象とした。基礎疾患として、パーキンソン症候群は褥瘡例にみられ、褥瘡なし例ではみられなかった。筋電図は褥瘡例で１００％、褥瘡なし例では26.9％がみられた。

褥瘡と筋電図については、褥瘡によって筋緊張が生じている場合、または筋緊張が生じているため褥瘡を来す場合があるが、パーキンソン症候群の例から後者の場合が多いと思われる(1)。

褥瘡あり、なしの両者について、血清アルブミン、総コレステロール、クレアチンキナーゼ、ＢＭＩの数値の検索では両者に差はみられなかった(2)。

(1) 今泉忠芳：心電図における筋電図混入と褥瘡、東京慈恵会医科大学雑誌　12-6, 257-258, 2009.

(2) 今泉忠芳：筋電図の臨床、東京慈恵会医科大学雑誌 125-6、203-204、2010.

筋電図のみられる疾患

要介護高齢者74例（平均年齢 87.9）において、筋電図のみられる疾患を観察してみる。

筋電図例
パーキンソン症候群　100％
脳血管障害後遺症　66.7％
アルツハイマー型認知症　5.7％
他疾患　16.7％

寝たきりの褥瘡例
パーキンソン症候群　66.6％
脳血管障害後遺症　19％
アルツハイマー型認知症　0％

他疾患　12.5％

四肢拘縮＋筋電図（50％）
パーキンソン症候群　100％
脳血管障害後遺症　58.3％

結果をまとめると次のようである。
1．パーキンソン症候群には筋電図がみられた。
2．寝たきりのパーキンソン症候群では褥瘡が多くみられた。
3．四肢拘縮には筋電図のみられる例とみられない例とがあった。

今泉忠芳：日本内科学会雑誌104、臨時増刊号　180、2015.

褥瘡

褥瘡

ねたきり例に褥瘡の発生をみることがある。褥瘡の多くは仙骨部にみられる。褥瘡発生の原因として、局所の圧迫、栄養不良状態などが注目されている。
褥瘡の個体要因（動作能力、病的骨突出、拘縮、栄養低下など）、環境ケア要因（体位変換、寝具、体位、スキンケアなど）、局所の感染などの要因が考えられている。血清アルブミン値、血糖、寝返り、年齢、ヘモグロビン値に偏相関が大きいとされている。

美濃良夫：褥瘡の栄養管理、褥瘡の予防と治療　大塚製薬株式会社、2009.

褥瘡と筋電図

療養型病院入院例（110例、平均年齢：男性82.1、女性86.9）の観察から。
パーキンソン症候群　17例　17／17（100％）

褥瘡例　21例、筋電図　21／21（100％）
心電図肢誘導の筋電図　パーキンソン症候群　64.7％　褥瘡　37％
心電図全誘導の筋電図　パーキンソン症候群　35.3％　褥瘡　63％
パーキンソン症候群、褥瘡では筋電図のみられることが示された。

今泉忠芳：心電図混入の臨床的意味　日本臨床内科医会会誌　27　3、335、2012.

褥瘡と栄養

褥瘡例と褥瘡のみられない例（高齢者77例、平均年齢：男性82.1、女性85）について、栄養の一つの指標として、血清アルブミン（Alb）、総コレステロール（T-Cho）、クレアチンキナーゼ（CK）の観察を行った。
両者の間にAlb、T-Cho、CKに差はみられなかった。

今泉忠芳：心電図における筋電図混入と褥瘡　東京慈恵会医科大学雑誌　125、6、203-204、2010.

図8　褥瘡例の写真

スケッチ（写真）	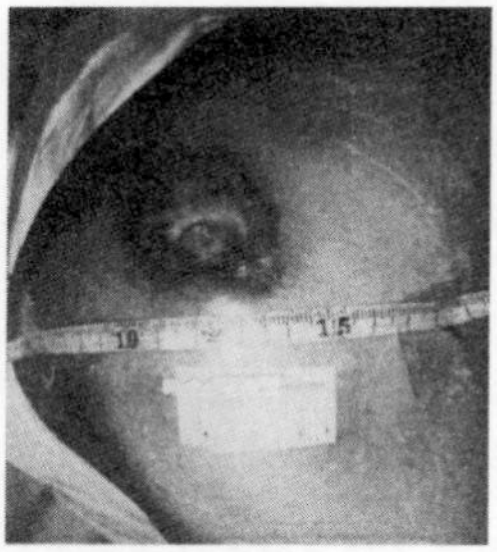 状態変化［改善・悪化・不変］

図9　褥瘡例の心電図

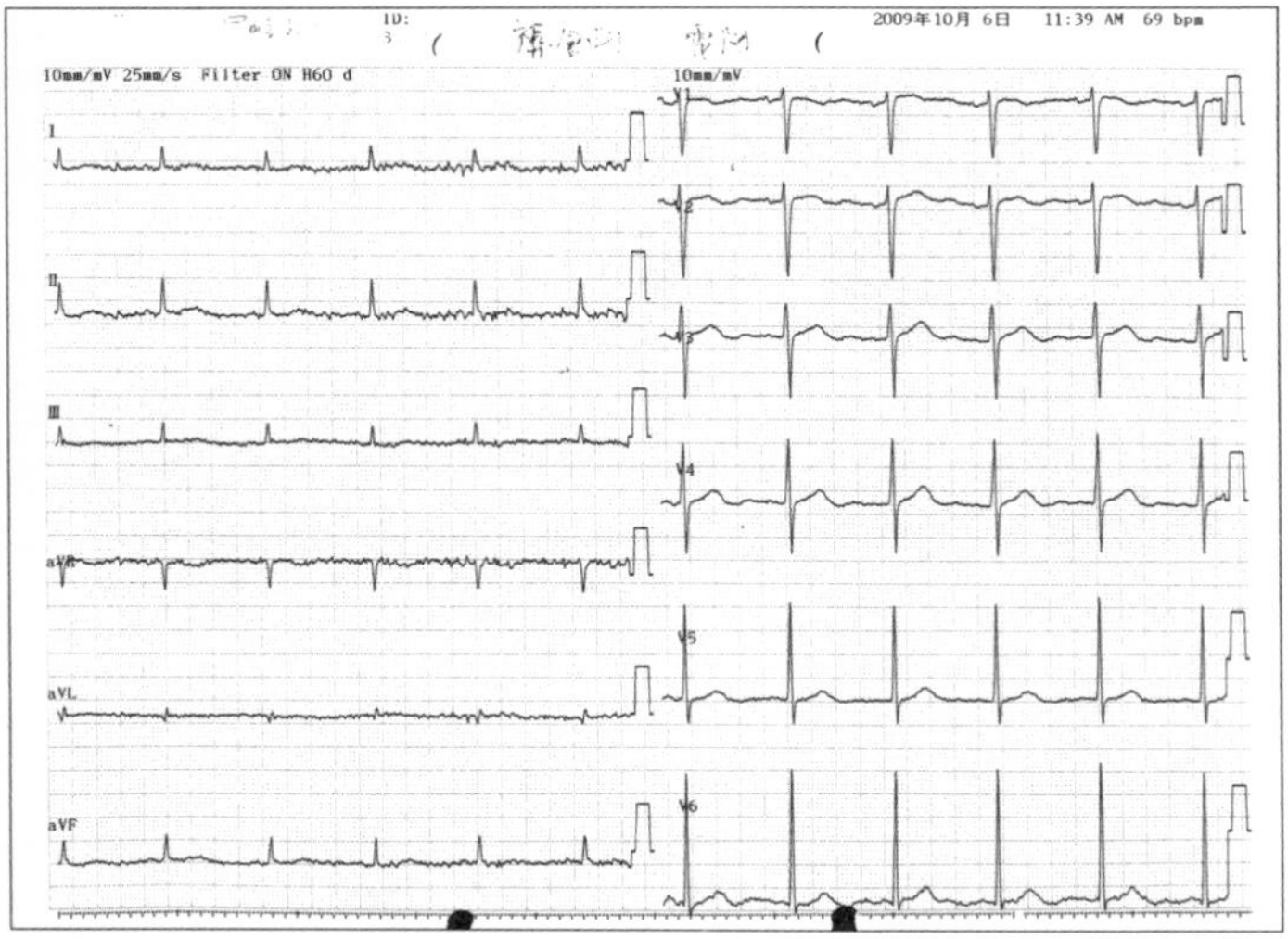

心電図の肢誘導基線に筋電図が混入している一例。

褥瘡の予防

寝たきりの例に時として褥瘡発生がみられ、その原因に局所状態、栄養不良が考えられ、予防対策が行われている。しかし、予防対策にもかかわらず褥瘡発生をみることがある。一度、褥瘡が発生するとその治療に長い日数がかかることが多い。

寝たきりの例をみているうちに、抗癲癇薬を処方している例には褥瘡発生をみないように思われた。次のような観察を行った。

寝たきり66例を3群に分ける。

褥瘡発生17例

褥瘡なし33例

褥瘡なし、抗神経薬処方16例、その他1例

抗神経薬として、バルブロ散ナトリウム9例、チアプリド塩酸塩4例、フェノバルビタール2例

各群において、アルブミン、ヘモグロビン、総コレステロール、ＢＭＩの比較では有意差はみられなかった。

その他一例：抗神経薬服用中、発熱、痙攣発作を来しその四日後、褥瘡発生がみられた。

バルブロ散ナトリウム、フェノバールは抗痙攣薬、チアプリド塩酸塩は抗神経薬である。

この処方例では褥瘡発生はみられていない。褥瘡発生の予防となっていることが考えられる。褥瘡発生の素地のある例の痙攣が褥瘡発生を誘発したのであろう。褥瘡なし三十三例は筋電図所見では筋電図のみられない例である。

今泉忠芳：東京慈恵会医科大学雑誌　128、6、208、2013.

筋萎縮性側索硬化症の褥瘡なし、節電図なし

筋委縮性側索硬化症 Amyotrophic Lateral Sclerosis（ＡＬＳ）は運動ニューロン変性が数年の経過で進行してゆく。筋肉の筋力低下、筋委縮線維性収縮がみられ、眼球運動異常、膀胱直腸障害、褥瘡形成、感覚異常はみられない（陰性四徴候）。

ＡＬＳは「寝たきり」になるのであるが褥瘡形成がないことに注目してみる。筋肉の筋力低下が褥瘡を作らないのである。

これに反して、パーキンソン症候群では、筋緊張が上昇して、筋電図に筋緊張の波が記録される。そして、パーキンソン症候群の寝たきりでは褥瘡が出来やすいのである。

これらの関係について、観察を行った（高齢者 257例、平均年齢：男性 82.8、女性 85.8）。

筋電図と褥瘡

筋電図（－）の褥瘡　0／155（寝たきり 41.8%および経口摂取 75.2%）

筋電図（＋）パーキンソン症候群　27／27（100%）

筋電図（＋）の褥瘡　35／102（34.3%）

1．筋電図は褥瘡発生の有無の指標となる。

2．寝たきりでも筋電図のみられない例では褥瘡発生の心配はない。

3．ＡＬＳに褥瘡のないことと寝たきり筋電図のない例とは類似がある。

4．パーキンソン症候群では筋電図がみられ、寝たきりでは褥瘡発生のリスクがある。

今泉忠芳：筋電図の臨床Ⅱ　東京慈恵会医科大学雑誌　134，6，97，2019.

要介護高齢者の拘縮と筋電図

要介護高齢者では脳血管障害後遺症、寝たきりなどの例にしばしば拘縮がみられる。拘縮とは関節運動の制限された状態である。

療養型病院入院例の拘縮のみられる例40例（脳梗塞後遺症14、脳出血後遺症10、パーキンソン症候群6、くも膜下出血後遺症3、認知症3、その他4）（男性M11、女性F29）を対象とした(1)。

対象の心電図に入る筋電図の観察を行った。

対象の62.5%に筋電図がみられ［筋電図（＋）］、37.5%に筋電図はみられなかった［筋電図（－）］。

筋電図（＋）はパーキンソン症候群100%、くも膜下出血後遺症100%、脳梗塞後遺症50%、脳出血後遺症50%、認知症三分の一、その他四分の三であった。

四症例について筋電図（＋）の状態を提示してみる。

筋電図（＋）（L）の例：70F、くも膜下出血後遺症、全誘導。

筋電図（+）（S）の例：85F、認知症、全誘導

筋電図（+）（s）の例：80F：拘縮なしの時期、I～aVF。

：2.5年後拘縮、全誘導（L）。

筋電図（−）の例：93F

拘縮の中に筋電図（+）と（−）のあることが示された。筋電図（+）は拘縮が神経系の関わりがあり、（−）は関わりのないことを示している。

筋電図（+）はパーキンソン症候群、くも膜下出血に顕著で、疾患の特徴が出ている。

筋電図（+）の拘縮には褥瘡発生の素因が疑われるため、向神経薬の処方を行うことがある。

(1) 今泉忠芳：高齢者四肢運動制限（拘縮）と筋電図、日本臨床内科医会会誌 29-3、459、2014.

慢性心不全

高齢者の慢性心不全とＢＮＰ

心不全の診療において、以前は臨床症状の他に検査項目は少なかった。心不全の血液検査としてＢＮＰ、ＮＴ-ｐｒｏＢＮＰが心不全のバイオマーカーとして開発され、病態の観察に用いられるようになった。

ＢＮＰ、ＮＴ-ｐｒｏＢＮＰは主として心筋から分泌される。ＢＮＰには生理活性があり、ＮＴ-ｐｒｏＢＮＰは生理的非活性とされている。

高齢者におけるＢＮＰ（血中ＢＮＰ基準値 18.4pg／㎖以下）を調べてみる。

高齢者（81例、年齢70～88）を対象として、三群に分ける。ＢＮＰ基準値以上は次のようであった。

1．臨床的心不全なし、心疾患なし　男性 80％、女性 87.5％にＢＮＰ上昇

2．心疾患あり、臨床的心不全なし　全例ＢＮＰ上昇

3．臨床的心不全あり　全例ＢＮＰ上昇　ＢＮＰ300 以上50％

高齢者では臨床的心不全なし、心疾患なしでもＢＮＰ上昇のみられる例が多かった。心疾患例では心不全症状がなくてもＢＮＰ上昇がみられた。

今泉忠芳：日本内科学会雑誌97、臨時増刊号　183、2008.

高齢者におけるＮＴ‐ｐｒｏＢＮＰ

心不全マーカーのＢＮＰとＮＰ‐ｐｒｏＢＮＰのうち、どちらを用いるかを選ぶことになる。

検体採取のＢＮＰは血漿、ＮＴ‐ｐｒｏＢＮＰは血清である。介護型病院では採血は看護師が行う。血漿検体の時にはそのためのチューブが必要である。血清検体の時には一般生化学のチューブでよい。看護師の手間のためには血清検体一本の方が便利である。そのためＮＴ‐ｐｒｏＢＮＰをオーダーすることになる。

高齢者（62例、平均年齢87）について、ＮＴ‐ｐｒｏＢＮＰ（基準値 125pg／㎖以下）を測定した。

次の群に分けて観察した。

1．臨床症状心不全なし　ＮＴ‐ｐｒｏＢＮＰ上昇なし　3％、上昇あり　97％

2．臨床症状心不全あり　ＮＴ‐ｐｒｏＢＮＰ　1000以上58％

心電図所見あり　31.7%

心電図 V5 V6 ST 低下　57.1%

心電図 rBBB　10%

心雑音あり　33.3%

高齢者では臨床症状がなくても基準値を越している例がほとんど（97%）である。

慢性心不全症状のある例ではＮＴ-ｐｒｏＢＮＰ1000を越す例58%である。

心電図 V5 V6 低下では高値が多い。

心電図 rBBB では高値例少ない。

今泉忠芳：高齢者におけるNT-proBNPと心不全　日本内科学会雑誌　107、臨時創刊号　157、2018.

慢性心不全と心筋トロポニンT

トロポニンTは心筋細胞の構造フィラメント上に存在（90％）し、心筋細胞の細胞質に10％存在する蛋白である。心筋細胞が損傷するとトロポニンTを含む細胞成分が血液中に漏出する。生化学的心筋マーカーとして心筋トロポニンTを測定する。

高齢者の慢性心不全を心筋トロポニンT（TnT）とNT-proBNPによる観察を行った。

TnTは心筋障害、NT-proBNPは心負荷を表すとされている(1)。このマーカーにより観察された結果である。

基準値：TnT　男性 0.013ng/ml 以下、女性 0.05ng/ml 以下
　　　NT-proBNP 125pg/ml

(1)　日本循環器学会他、急性慢性心不全診療ガイドライン（二〇一七改訂版）21、

22p。

1．高齢者（26例、平均年齢87）

2．高齢者経過観察（14例、経過3～6カ月）

1．TnT高値は概ねNT‐BNP高値。一律ではなくNT‐BNP高値にならない例もある。

2．NT‐BNP高値は必ずしもTnT高値ではなく、0.04以下もみられる。

3．経時的にTnT、NT‐proBNTを見た例では、
　両者上昇、TnT上昇後下降、TnT上昇にもかかわらずNT‐proBNP下降が見られた。

　両者下降は治癒例。

4．心筋障害は心負荷を来すが、心負荷は必ずしも心筋障害と並行しない。心不全の治療の参考となる。

Ⅲ

臨床の二例

□ シプロフロキサシンによる尋常性乾癬の軽快の一例
□ 腹腔リンパ節廓清後下肢浮腫のRetinol palmitateによる軽快の一例

シプロフロキサシンによる尋常性乾癬の軽快の一例

尋常性乾癬 Psoriasis vulgaris は局面型皮疹を呈する疾患で、難治性であることが知られている。今回、尋常性乾癬例にシプロフロキサシンを投与しているうちに、尋常性乾癬が軽快した例を経験したので報告する。（ＡＳＯ高値のための処方であった。）

症例：78歳　女性、身長147㎝、体重43.5㎏、ＢＭＩ 20.1。
経過：脳出血、右弛緩性片麻痺、手指Ⅳ、Ｖ屈曲拘縮、寝たきり、摂食不良のため、第一一七病日、胃瘻ＰＥＧ造設、経管栄養となっている。
処置：内服・シプロフロキサシン（200㎎）三錠分三、第七十六病日投与。〈ASO 326.3 U/mlに対して〉〈ASO129.6 U/ml〉。一度休薬したシプロフロキサシンを再投与、軟膏・リンデロンＶＧ軟膏＋チョコラザーネ（第一三九病日）、マイザー軟膏（第四十九病日）。
尋常性乾癬の経過：頭部、背部、臀部に皮疹多数。第十九病日、シプロフロキサシン投与。第六十五病日、背部皮疹消失。第八十六病日、残りの皮疹縮小。第九十八病日、シプロフロキサシン中止。第一一四病日、臀部、大腿内側、皮疹多数再発。第一三五病日、頭部、背部、臀部、大腿部皮疹多発。第一四八病日、シプロフロキサシン再投与。第一七七病日、後頭部を残して皮疹消失。第一八九病日、皮疹なし。

考察：シプロフロキサシン投与約二カ月で、新しい尋常性乾癬の皮疹の発症が抑制されるように思われた。尋常性乾癬は感染症と考えられていない。シプロフロキサシンの化学物質としての働きであることも考えられる。

要約：シプロフロキサシンによって、尋常性乾癬が抑制されたと思われる一例を観察した。

今泉忠芳：東京慈恵会医科大学雑誌　129，6，2014.

図10　Fig.1　経過その1

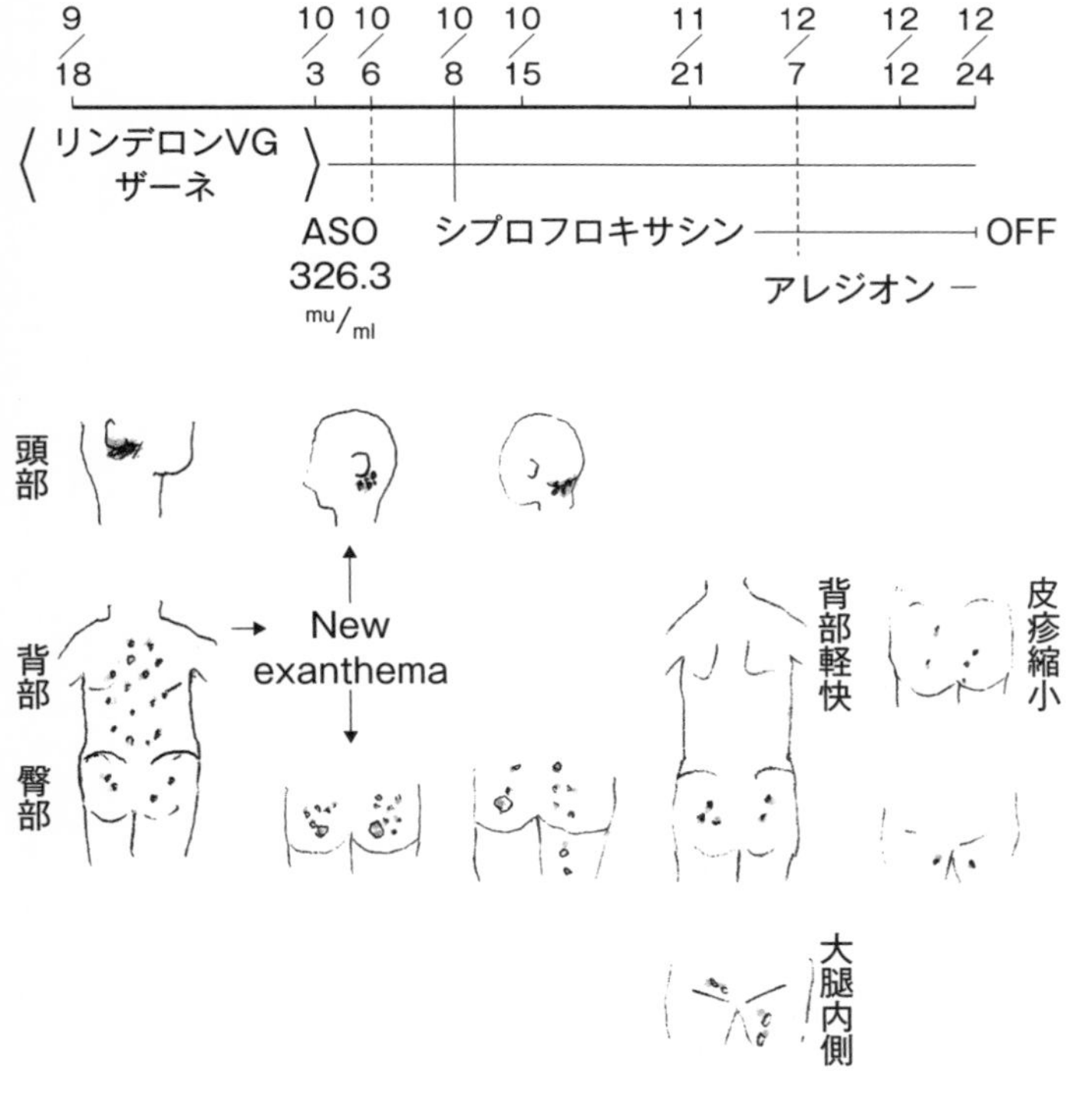

図11　Fig.2　経過その2（図10に続く）

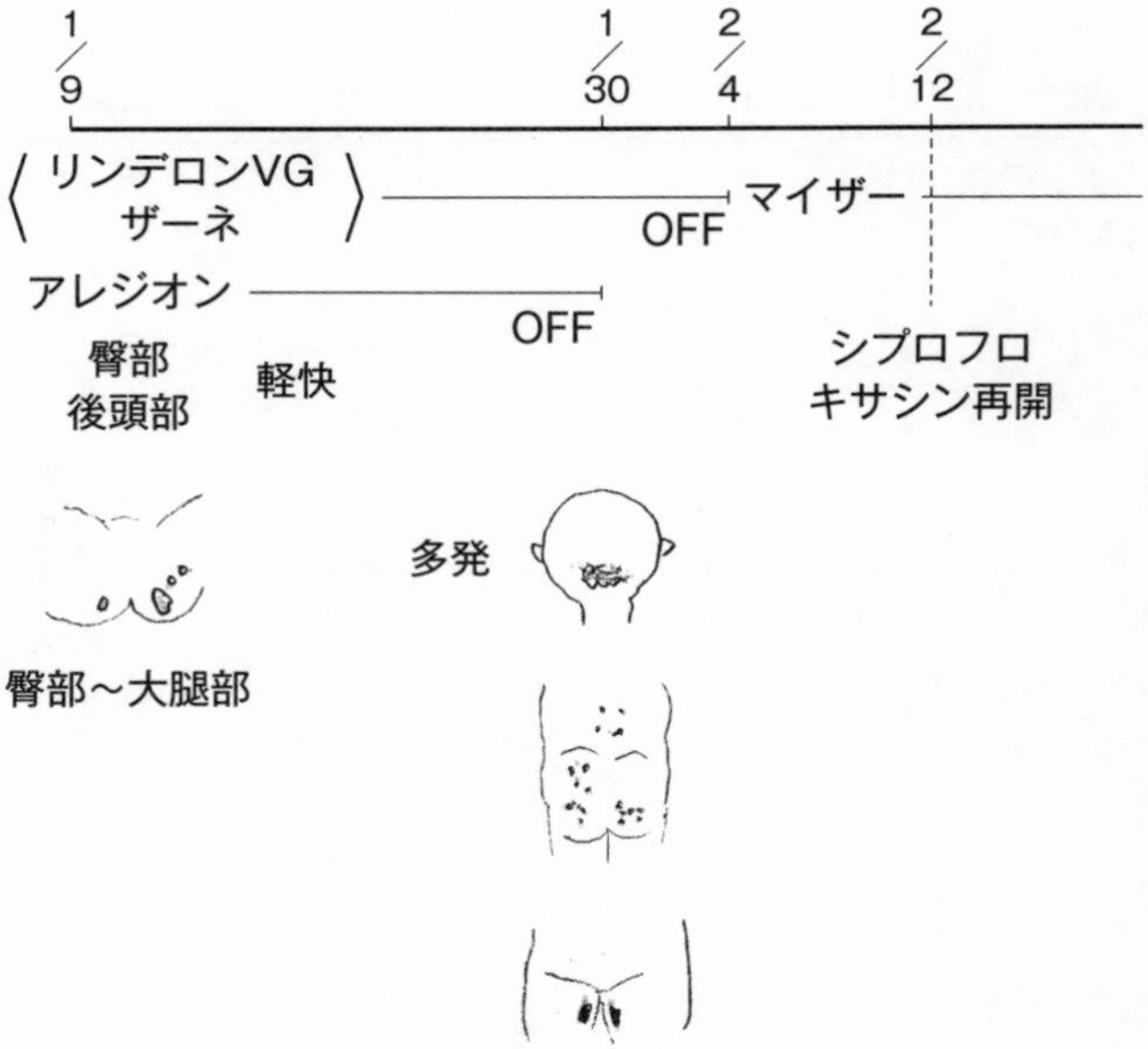

図12　Fig.3　経過その3（図11に続く）

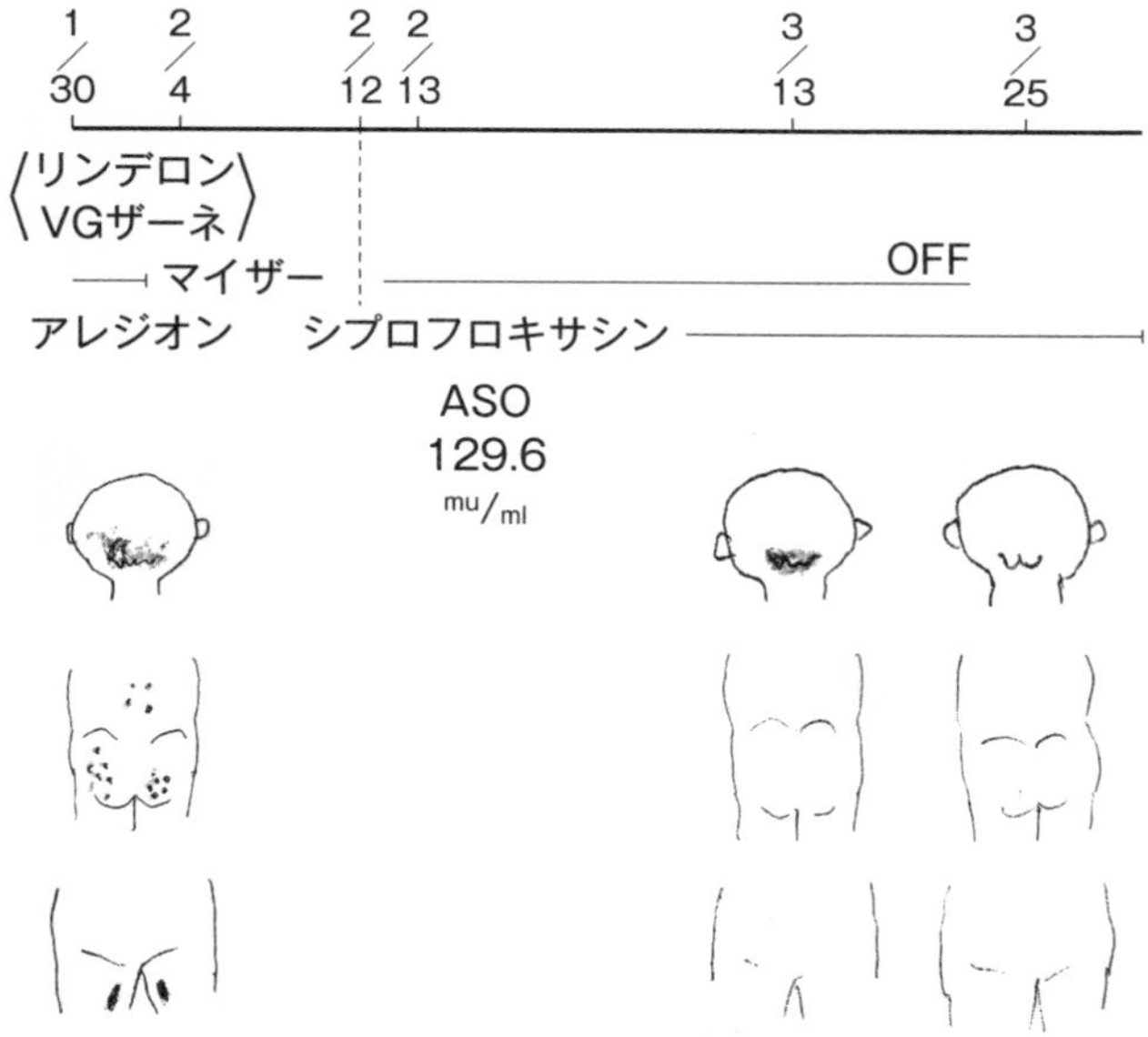

腹腔リンパ節廓清後下肢浮腫のRetinol palmitateによる軽快の一例

婦人科悪性疾患（子宮）手術時に傍大動脈周囲リンパ節の廓清が行われることがあり、術後合併症の一つとして乳糜腹水の生ずる例のあることが報告されている(1)(2)。

子宮頸癌手術リンパ節廓清後、下肢浮腫を生じた一例にRetinol palmitate（レチノール）を投与しているうちに下肢浮腫の軽快した一例を観察したので報告する。

症例　A　五十歳　女性　診断：子宮頸癌脳転移

経過　　子宮頸癌（Stage Ⅱ）手術

所属リンパ節廓清

手術二年六カ月後　転移性脳腫瘍手術

手術三年後　同上再発（Fig.1）

手術六年後　死亡

症状　手術四年後三月　視力障害、右上肢不全麻痺
　　　　　　　　　　　両下肢浮腫

両下肢浮腫の経過（Fig.2）
　三月　両下肢顕著な浮腫
　三月二十六日　レチノール三万単位／日開始
　四月十六日　左大腿中ほど 50㎝　右 40㎝
　五月十三日　浮腫増強：左 51.6㎝　右 43.5㎝
　九月二日　浮腫減退
　十月八日　浮腫消失

考察

子宮頸癌の約80％は扁平上皮癌である(3)。レチノールは角化性皮膚疾患に有効とされている(4)。また、レチノールには抗腫瘍性作用がみられるとの報告がある(5)。

本例は角化性変化、扁平上皮癌に作用したということではないが、下肢浮腫の軽快にはレチノールが関与したと思われる。廓清により消失した腹腔リンパ管の再生をレチノール

が促し、その結果、下肢浮腫が軽快したのではないかと思われる。腹腔リンパ節廓清後の腹水や浮腫の治療において参考となる症例と思われる。

結論

子宮頸癌手術所属リンパ節廓清手術後の下肢浮腫に、レチノールパルミチン酸エステル投与により下肢浮腫の軽快のみられた一例を提示した。

(1) 木下宏美、竹内悟：腹部大動脈リンパ節廓清後の乳糜腹水 臨床外科 65（10）、1384-1388、2010.

(2) 木川聖美、石本真紀、光部兼六郎、野村英司：腹腔鏡下リンパ節廓清後の乳糜腹水の一例 産婦人科治療 93（2）、238-241、2006.

(3) 笹島ゆう子：婦人科癌-癌治療up date. 日本医師会雑誌 13、8特別号（1）、128-129、2009.

(4) Wolbach S, Howe P:Tissue changes following deprivation of fat soluble A vitamin. J Exp Med 42:753-777,1925.

(5) 四童子好広：ビタミンAの抗腫瘍作用 トキシコロジーフォーラム 11、487-497、1988.

今泉忠芳：東京慈恵会医科大学雑誌 132、6、155、2017.

症例の経過図

Fig.1　脳CT所見

左脳に広範囲の転移性腫瘍がみられる。

Fig.2　下肢浮腫の経過

月	3	5	6	7	8	9	10	11
右	+++	+++	+++	++	+	−	−	−
左	++	++	++	+	+	−	−	−

3/26　レチノール　3万単位/日～　11/11中止

あとがき

臨床の場で困ったこと、また、こういうことではないかと考えたことなどのメモを纏めることにしました。

以前、慈大新聞に掲載されたメモは纏めたことがありますが、その一部を採録することにしました。そのメモ以後のメモが積もりましたので、新しく採録しました。前者をⅠ、後者をⅡおよびⅢとしました。

病態に関するメモが比較的多いと思うので、書名を『生体の小窓—病態と生命』としました。いつも小窓から、病態と生命を見つめていきたいものです。

諸兄、諸姉のご高覧をいただけましたら幸いです。

本書の上梓に文芸社青山泰之様、吉澤茂様のお世話をいただきました。厚く御礼申し上げます。

令和二年八月三十一日

今泉忠芳

著者プロフィール

今泉 忠芳（いまいずみ ただよし）

昭和９年生。愛知県出身。東京都在住。
昭和34年、東京慈恵会医科大学卒業。
昭和39年、医学博士。
昭和62年、東京慈恵会医科大学助教授（内科学）。

著書 『スープをスプーンで掬うこと―ローザンヌの滞在から―』（毎日新聞社、1979年７月27日）
『萬葉集引馬野補遺』（近代文藝社、1995年４月20日）
『萬葉集古代の夢』（信山社出版株式会社、1995年12月12日）
『句集　犇』（角川学芸出版、2015年６月25日）
『萬葉一葉』（上巻・下巻）（文芸社、2017年２月15日）
『戦争の生物学序説』（風詠社、2017年４月20日）
『将棋駒書体の背景　水無瀬　錦旗』（文芸社、2019年７月15日）

生体の小窓 病態と生命

2021年４月15日　初版第１刷発行

著　者　今泉 忠芳
発行者　瓜谷 綱延
発行所　株式会社文芸社
〒160-0022　東京都新宿区新宿1－10－1
電話　03-5369-3060（代表）
03-5369-2299（販売）

印刷所　図書印刷株式会社

ISBN978-4-286-22477-0